Parce qu'il y a ce qui compte et ceux qui comptent...

À ma communauté,

À mon fils,

À mes proches,

Au Docteur BOUTRON-RUAULT

Sommaire

Préface

INTRODUCTION

Qui suis-je ? 6

Qui es-tu ? 7

L'obésité 8

TON PARCOURS

Le parcours vers la chirurgie 10

L'annonce de ton opération à tes proches 11

Sleeve ou by-pass ? 13

Les rendez-vous avec les spécialistes 15

La contraception 17

Ce que tu peux mettre en place avant la chirurgie 18

L'organisation de tes repas avant la chirurgie 20

Le régime pré op 21

L'OPÉRATION

Lettre d'encouragement avant la chirurgie 23

Préparons ta valise pour le grand jour 24

Photos et mensurations le jour J 26

L'opération et le retour à la maison 28

GUIDE POST OP

Opéré(e), et maintenant ? 31

Vitamines et médicaments 34

Le suivi post op 35

La perte de poids 37

Le guide des bonnes pratiques 39

L'ALIMENTATION

L'hydratation 41

Les collations 42

Réintégrer les morceaux 43

Une assiette équilibrée et de qualité 44

La journée alimentaire type de Dame de Cœur 45

Mes techniques d'organisation : courses, repas, budget 46

LES CHANGEMENTS POST OP'

- Les désagréments du quotidien — 48
- Baisse de moral ? — 52
- La sexualité — 53
- Parlons sport — 54
- Prends soin de ta peau — 58
- Prends confiance en toi et accepte toi — 59
- Les addictions — 60

PARTAGE D'EXPÉRIENCES

- Quelques témoignages de mes proches à propos de ma chirurgie — 62
- Quelques témoignages de personnes opérées ou en parcours — 65
- Les associations — 69

ANNEXES

- Agenda et bilan de tous tes rendez-vous médicaux — 73
- Tableaux de bord des rendez-vous diététicien(ne) — 93
- Album photos et mensurations post op' — 100
- Tes premières fois — 105
- De tes rêves à la réalité — 108
- Recettes pour les différentes périodes — 116
- Les principales catégories d'aliments — 138
- Les alternatives et équivalences — 143
- Les fruits et légumes de saison — 149
- Menus et inventaires vierges — 162

CONCLUSION

- Ne doute jamais de toi — 169
- Remerciements — 170

Préface

C'est un plaisir et un honneur pour moi de préfacer ce livre écrit par Julie avec tout son enthousiasme de Dame de cœur, comme elle se nomme sur le groupe Facebook qu'elle a créé (La petite famille bariatrique de Julie). Elle a à cœur de partager son expérience 4 ans après sa chirurgie bariatrique : ses difficultés, ses succès et ses conseils pratiques. Elle cherche ainsi à aider le plus de personnes possible confrontées à cette maladie obésité et à les préparer au véritable parcours du combattant qui les attend pour sortir « avec les honneurs » de cette maladie.

Notre rencontre a été le fruit du hasard, par l'intermédiaire de la garde de notre petit chien. Nous en sommes rapidement venues à faire plus ample connaissance et à partager nos expériences.

En effet, je suis moi-même médecin interniste et gastroentérologue, avec 45 années de pratique dont une quinzaine en accompagnement de patients en situation d'obésité. Ancienne directrice de recherche à l'Inserm (Institut National de la Santé et de la recherche Médicale), avec un doctorat de nutrition, j'ai découvert une communauté de patients extrêmement attachants. Ce sont souvent des survivants ayant traversé de grandes difficultés personnelles et dotés de beaucoup de courage pour porter littéralement le poids de cette maladie, dans une société qui n'est pas tendre avec les patients obèses.

Julie a écrit ce livre comme un vadémécum pour accompagner les personnes dans leur parcours pour sortir de cette maladie obésité, avec la même bienveillance qu'elle montre dans son groupe. Des conseils pratiques, des expériences concrètes et toujours cette vision positive pour gagner ce combat. Je suis persuadée que ce livre trouvera son écho auprès de nombreux patients qui se sentiront ainsi faire partie d'une communauté plus vaste. Ils se sentiront accueillis avec bienveillance dans leur cheminement et pourront ensuite relire cette période de leur vie avec fierté.

Dr Marie-Christine BOUTRON-RUAULT
Médecin Interniste à compétence hépatoentérologique
Ancienne Directrice de recherche de l'INSERM
Docteure en nutrition.

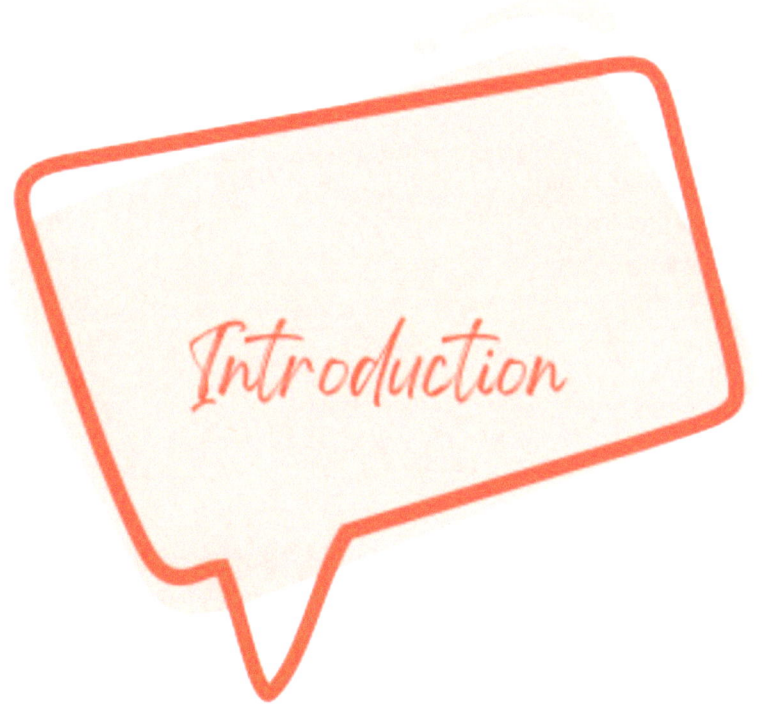

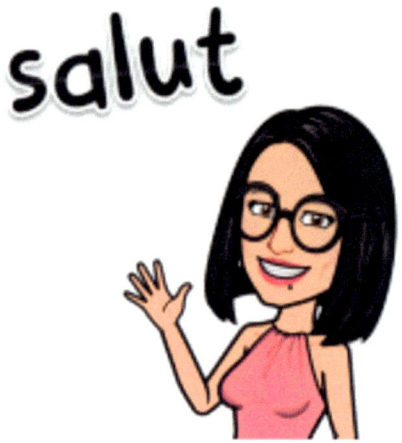

Colle ta photo avant l'opération ici, à côté de mon image

Tu viens ?

Je m'appelle Julie (Dame de Cœur), j'ai été sleevée le 27 janvier 2020 (jour des mes 29 ans). À l'époque, je pesais 138 Kg pour 1m72 (IMC 47.2). J'ai perdu 84 Kg en 9 mois environ et je suis stable depuis plus de 3 ans maintenant. J'aimerais t'accompagner dans ton parcours pour ta chirurgie bariatrique. Tout au long de cet album, je te donnerai des conseils, des idées, mais surtout je te soutiendrai, serai présente avec toi de la première à la dernière page pour t'accompagner et te rassurer. Je t'apprendrai les erreurs à ne pas commettre une fois opéré(e).

Maintenant, prends ma main et partons ensemble pour ta nouvelle vie !

Qui es-tu ?

Cet album appartient à :

Il m'a été offert par :

J'ai commencé mon parcours le :

À l'âge de :

À l'hôpital / la clinique de :

Avec le Docteur :

Je pèse :

Je mesure :

Mon IMC (Indice de Masse Corporelle) est de :

Je vais être opéré(e) le :

- d'une sleeve
- d'un By pass
- autre

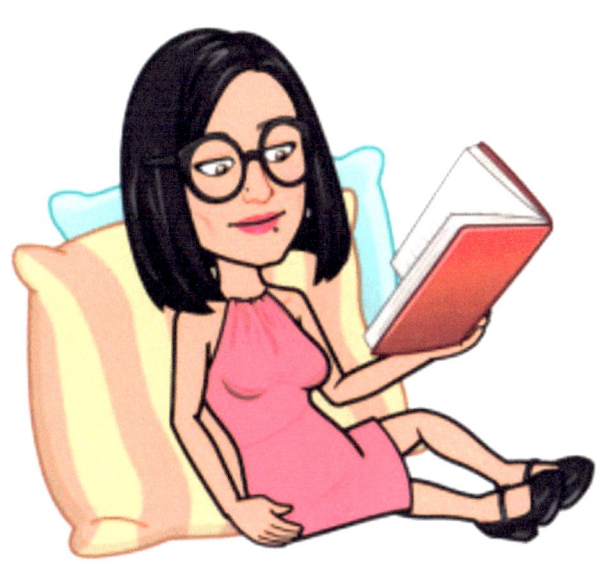

L'obésité

L'obésité est définie par un IMC (Indice de Masse corporelle)
IMC compris entre :
30 et 34,9 : obésité modérée (grade I)
35 et 39,9 : obésité sévère (grade II)
40 et plus : obésité morbide (grade III)

Il s'agit d'une maladie chronique liée à de nombreux facteurs (génétiques, hormonaux, nutritionnels, traumatiques etc.). Elle n'a pas tendance à guérir spontanément et affecte ton bien-être physique, psychologique et social. Elle engendre des problèmes de santé qu'on appelle comorbidités.

Voici les maladies que favorise l'obésité :
- Diabète de type 2,
- Hypertension artérielle,
- Athérosclérose (maladie artérielle),
- Cholestérol élevé,
- Stéatose non alcoolique (maladie du foie gras),
- Maladies rénales chroniques,
- Maladies respiratoires (telle que les apnées du sommeil par exemple),
- Trouble hormonaux,
- Maladies articulaires (arthrose...).

La chirurgie t'aide à atteindre un IMC (Indice de Masse Corporelle) normal (compris entre 20 et 25) et peut te permettre de réduire considérablement tes comorbidités et tes problèmes de santé physiques mais aussi psychologiques.

Pour pouvoir espérer une prise en charge chirurgicale en France, tu devras avoir un IMC entre 35 et 40 accompagné de comorbidités, ou 40 (et plus) sans forcément avoir de comorbidités associées.

Afin de calculer ton IMC, voici la formule : **poids en kg / taille²**, ou sinon, beaucoup de sites internet peuvent le calculer, tu auras juste à renseigner ton poids et ta taille.

La chirurgie bariatrique n'est pas une opération magique, ni esthétique ! Elle sert avant tout à améliorer tes conditions de vie et surtout ta santé !

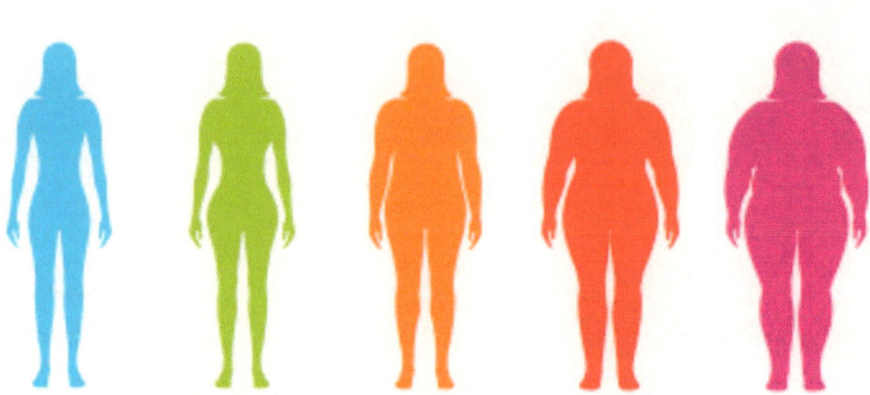

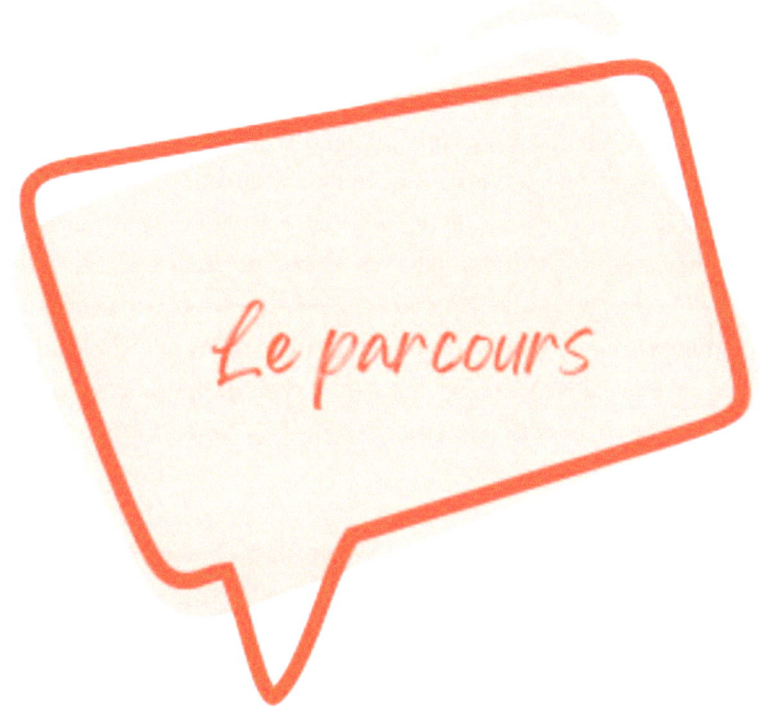

Le parcours

Ce mot parcours, que tu entends si souvent, en dit beaucoup et surtout, il est très important. Le parcours, c'est la période durant laquelle tu vas passer tous tes examens médicaux pour pouvoir prétendre à la chirurgie bariatrique. Tu vas rencontrer un grand nombre de professionnels de santé (qui ont tous un rôle extrêmement important) qui vont te permettre de découvrir si tu as ou non des comorbidités.

A la demande de la Haute Autorité de Santé (HAS), ce parcours en France doit durer au minimum 6 mois. Aucune chirurgie bariatrique ne se fera avant si on veut qu'elle soit prise en charge par l'assurance maladie. Ces 6 mois sont largement nécessaires : si j'écris ce livre sur la chirurgie bariatrique c'est parce que je suis convaincue que nous ne sommes jamais assez préparés et informés. Psychologiquement c'est parfois difficile, on peut trouver ça long d'attendre pour être en meilleure santé et se plaire enfin…

Peu de personnes, lorsqu'elles prennent la décision de se faire opérer, sont conscientes de tout ce que cela peut engendrer notamment sur le plan psychologique. Je te conseille donc de vraiment prendre ton temps même si tu es impatient(e) : je l'étais aussi et c'est normal. Tu n'es plus décisionnaire au niveau de l'alimentation (ce qui passe, ce qui ne passe plus), c'est bel et bien ton bébé estomac le chef ! Les périodes d'écœurement, de dégoût, qui peuvent durer plusieurs jours, voire semaines, sont compliquées. Ne plus pouvoir manger en quantité normale c'est parfois frustrant même si c'est ce que tu as voulu. Tous les inconforts que la chirurgie peut engendrer dans ta vie quotidienne : la digestion difficile, les dumping, les nausées et les vomissements (pas systématiques heureusement), tout cela se prépare psychologiquement. Ta vie change réellement mais cela peut devenir pesant au quotidien si ce n'est pas assez travaillé et préparé en amont.

Ton chirurgien peut te demander de commencer à perdre du poids durant le parcours. D'une part pour dégraisser ton foie et d'autre part pour que tu puisses montrer ta motivation et ta capacité à comprendre les changements nécessaires à une perte de poids saine et durable (un régime préopératoire pourra également t'être demandé).

Lorsque tu auras rencontré tous les professionnels de santé dont je t'ai fait la liste, ton dossier passera en commission (réunion de concertation pluridisciplinaire pour l'obésité rassemblant tous les médecins et paramédicaux impliqués dans le parcours pour prendre une décision commune). C'est ce qui permettra ensuite d'envoyer ton dossier à la sécurité sociale pour qu'elle puisse donner l'accord ou non de la prise en charge. Si 15 jours après la date d'envoi tu n'as pas de réponse de la CPAM cela voudra dire que la prise en charge de ton opération est accordée.

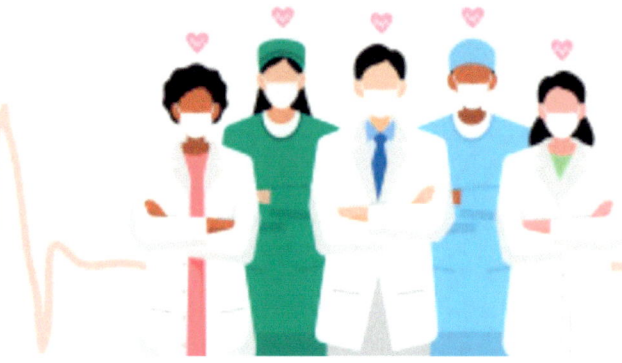

L'annonce de ton opération à tes proches

Pour certaines personnes, elle peut être difficile à appréhender, à formuler ou à envisager. En effet, tu essuies depuis toujours les remarques, les critiques, parce que tu manges trop, parce que peut-être selon tes proches tu ne fais pas assez d'efforts pour perdre du poids alors que tu en as fait toute ta vie. La phrase typique qu'on a tous entendue : "c'est la solution de facilité". En réalité, personne ne connait ta souffrance. Si tu en arrives là, à te faire mutiler un organe vital, c'est vraiment que tu as testé des dizaines de régimes ou de rééquilibrages alimentaires, que tu portes ce poids depuis longtemps et que, malgré tous tes efforts sur l'équilibre de tes assiettes, tu payes le moindre écart que tu fais. En réalité, il est là le trauma de l'obésité ! Elle est là toute la difficulté psychologique que tu rencontres au quotidien. Etre enfermé(e) dans un corps qui t'empêche de vivre, de respirer, de te mouvoir comme il faut, qui t'empêche d'avoir confiance en toi. Tu souris moins, tu te renfermes sur toi-même, tu as honte de toi et de ce corps qui n'est pas le tien. Tu passes toujours pour le ou la bonne grosse très gentil(le) qui dit amen à tout le monde dans le but de te sentir aimé(e) et désiré(e), mais surtout et avant tout par manque de confiance. Le bon ou la bonne grosse qui amuse la galerie en soirée et qui même certaines fois sert "d'appât" à ses amis pour qu'ils puissent eux-mêmes se mettre en valeur. Et au final, le ou la bonne grosse finit toujours dans son coin. Si tu es dans ce cas de figure là, quand tu vas commencer à perdre du poids, tu pourras certainement te rendre compte de l'attitude néfaste de certaines personnes de ton entourage. Tu pourras entendre par exemple "de toutes façons tu vas regrossir". À ce moment là tu pourras comprendre que les choses s'inversent... Et que le ou la bonne grosse prend enfin de la valeur, commence à paraître beau / belle, à plaire, à avoir confiance en lui / elle et finit par déstabiliser et faire de l'ombre aux personnes qui se servaient de son obésité pour se mettre en valeur.

Mais avant toute chose, tu es malade, l'obésité est une maladie qui peut engendrer de gros soucis de santé. Je pense notamment à des problèmes cardiaques, des problèmes osseux, de diabète qui peuvent être largement améliorés après cette chirurgie, ainsi qu'à ton espérance de vie qui est drôlement réduite en étant obèse. Grâce à cette intervention, tous ces problèmes de santé pourront être amoindris.

Ce sera donc à toi de trouver la façon de pouvoir en parler. Si tu es plutôt à l'aise avec tes proches et qu'ils sont favorables à l'opération alors ce sera sûrement plus facile pour toi. En revanche, s'ils ne comprennent pas ta souffrance ce sera sûrement plus compliqué. Cette décision, quoi qu'on en dise, elle t'appartient à toi et PERSONNE ne peut la prendre à ta place. Cette chirurgie tu la fais pour TOI, pour ton BIEN-ÊTRE et pas pour quelqu'un d'autre. Il faut pouvoir en parler, je pense notamment à ton conjoint(e) (si tu en as un(e)), ça peut lui faire peur, car ce n'est quand même pas une petite intervention et que ça va changer un peu votre quotidien. Il / elle peut aussi avoir peur de ne pas t'aimer comme avant et ne pas assumer ce gros changement physique, il / elle peut devenir soucieux(se) mais aussi jaloux(se), de peur que tu ne sois plus le / la même parce qu'un jour tu reprendras confiance en toi et que tu risques d'attirer beaucoup plus les regards. Il ou elle peut aussi clairement s'y opposer.

Mais ça c'est à toi de pouvoir en parler, c'est à toi de lui faire comprendre qu'au quotidien tu ne vis pas, tu survis. Que ce corps dans lequel tu es enfermé(e) n'est pas le tien, ce regard que tu poses sur toi n'est pas le bon. PERSONNE d'autre qu'un médecin ne doit te dire ce qui est bon ou non pour TA santé. Lorsqu'une opération chirurgicale est nécessaire, peu importe de laquelle il s'agit, c'est qu'il en va de problèmes de santé. Donc que ton entourage ou ton conjoint n'y soit pas favorable on peut le comprendre, en revanche, qu'on t'interdise cette chirurgie NON ! C'est à toi et aux médecins d'en décider. Désolée d'être un peu brusque (mais parce que je l'ai vécu), si tu reçois des menaces du genre "si tu te fais opérer je m'en vais" eh bien laisse le / la partir. Lorsque ton / ta conjoint(e) t'aime, il / elle accepte que tu puisses te faire soigner. Les craintes, les appréhensions sont normales et il / elle a le droit de se poser aussi tout un tas de questions, mais certainement pas de t'interdire ou de s'opposer à ce que ta santé soit meilleure. Sa présence lors d'une consultation avec ton chirurgien peut l'aider à poser ses questions et à mieux comprendre les enjeux.

Je te raconte en quelques lignes la façon dont s'est déroulée l'annonce de ma chirurgie : lorsque j'ai commencé à parler de mon intention de me faire opérer à mes proches, j'ai pu entendre tout ce que je t'ai cité plus haut. Alors, comme j'ai senti que ça me déstabilisait énormément dans mon choix et dans mon parcours qui était pourtant bien voulu et nécessaire, je n'ai plus rien dit à personne. J'ai poursuivi mon parcours SEULE, j'étais beaucoup plus sereine et concentrée (dans ma bulle) sans essuyer les critiques. J'ai annoncé au reste de mes proches mon intervention lorsqu'elle avait déjà été faite, ou parce qu'ils remarquaient que j'avais maigri. Mais il a été beaucoup plus facile pour moi de répondre aux critiques après avoir maigri et pris confiance en moi, que d'y répondre sans connaitre l'envers du décor, alors que je vivais dans un corps qui me faisait honte et me laissait penser que les autres valaient mieux que moi, savaient mieux que moi ce qui était bon ou non, juste ou non. Un corps qui me laissait soumise à la volonté des autres tant mon désir d'être aimée, acceptée, prenait le pas sur tout le reste, y compris mon bien-être et ma volonté.

Vous êtes nombreux à me demander si depuis mon opération j'ai changé. Je ne dirais pas que j'ai changé en profondeur car je suis toujours la même personne avec les mêmes valeurs (et notamment celles d'aider les autres, d'être honnête et d'aimer les gens) et les mêmes principes, mais j'ai pris confiance en moi et je suis maintenant capable de vivre selon mes propres choix et mes propres envies, sans avoir peur de déplaire aux autres, ou d'aller contre la volonté des autres.

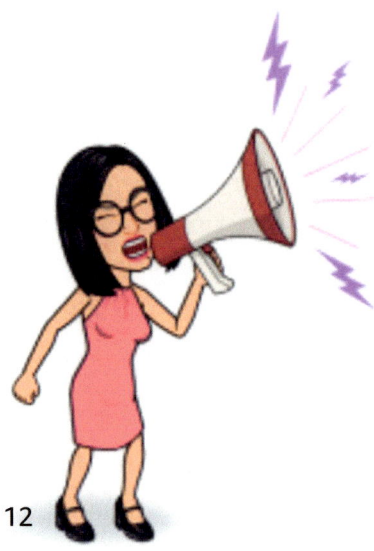

Chirurgie bariatrique : Demain t'appartient

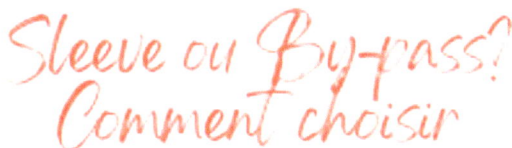

Sleeve ou By-pass ? Comment choisir

Certains médecins te laisseront le choix entre l'une ou l'autre des interventions. Très efficaces et bien connues, on a cependant quelques fois beaucoup de mal à choisir entre les deux. Je vais t'expliquer comment faire le bon choix et t'aider à comprendre leur fonctionnement, car si le résultat final est le même, elles sont bel et bien différentes et ne jouent pas du tout le même rôle.

La sleeve consiste à restreindre les quantités que tu peux ingérer. Elle est souvent destinée aux personnes qui ne ressentent pas la satiété et/ou qui souffrent d'hyperphagie. Toutefois, elle peut provoquer des reflux post-opératoires et n'est pas conseillée si tu as déjà eu des ulcères ou des problèmes œsophagiens sévères. Elle est irréversible, mais peut-être transformée en by-pass.

Voici les complications qu'elle peut apporter sur le court et long terme :

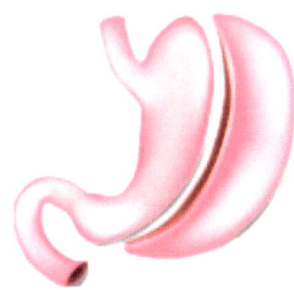

- La fistule (survient le plus souvent entre J1 et J10) et concerne 1% des patients environ.
- Le reflux gastro-œsophagien.
- La sténose gastrique (défaut de calibrage du tube gastrique ou agrafe trop serrée), se soigne très bien par la chirurgie.
- La dilatation du tube gastrique (pas forcément associée à une reprise de poids, elle est principalement due à des erreurs diététiques et des troubles du comportement alimentaire mal soignés ou non pris en charge).
- Des carences en vitamines minimes.
- La lithiase vésiculaire (calculs dans la vésicule). La perte de poids rapide et massive peut être à son origine, ainsi que le manque d'hydratation. Elle se traite par chirurgie (cholécystectomie : retrait de la vésicule biliaire).

Le by-pass va lui aussi te permettre de restreindre tes quantités, mais ce n'est pas son rôle premier. Ce qui te permet de perdre du poids avec le by-pass, c'est surtout la malabsorption (ton corps assimile mal ce que tu ingères) que le chirurgien vient créer en exerçant une dérivation intestinale. Il est souvent destiné à des personnes qui ont tendance à grignoter, des personnes avec des problèmes œsophagiens déjà connus (reflux, ulcères). En revanche, il ne sera pas adapté si tu es intolérant(e) à certains aliments ou si tu souffres de maladies digestives (Crohn par exemple). Il est réversible mais cela est peu pratiqué car l'intervention est compliquée. Il ne peut pas être repris en sleeve.

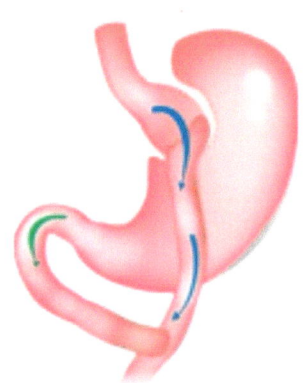

Voici les complications qu'il peut avoir sur le court et long terme :

- La fistule (survient le plus souvent entre J1 et J10) et concerne 1% des patients environ.
- Les occlusions postopératoires.

Les complications tardives :
- Les hernies.
- Les ulcères anastomotiques (qui peuvent être très graves s'ils ne sont pas pris a temps).
- La sténose anastomotique.
- La lithiase vésiculaire (comme pour la sleeve).
- Des carences vitaminiques qui peuvent être sévères.
- La dilatation du tube gastrique (pas forcément associée à une reprise de poids, elle principalement due à des erreurs diététiques et des troubles du comportement alimentaire mal soignés ou non pris en charge).

Pour l'une comme pour l'autre, tu seras ravi(e) du résultat et tu perdras du poids. Ton chirurgien saura te conseiller en adéquation avec tes problèmes de santé et tes habitudes alimentaires, parce qu'il faut une chirurgie qui te corresponde. Il faut que tu puisses entendre et accepter ses conseils même si tu en espérais une plus que l'autre. En première intention et sur des personnes encore jeunes, la sleeve est favorisée car elle a moins de complications, moins graves sur le long terme que le by-pass. Le risque de carences vitaminiques avec ce dernier est beaucoup plus élevé et sévère. On note aussi un risque d'ulcère anastomotique et de hernie hiatale, notamment en période de grossesse chez la femme. La sleeve et le by-pass restent cependant tout aussi efficaces l'un que l'autre.

La prise de rendez-vous avec les spécialistes

Annexes page 73

1er rendez-vous à prendre : le / la chirurgien(ne)

Tu peux directement en contacter un(e) ou t'adresser à ton médecin traitant, à ton médecin nutritionniste pour qu'il ou elle puisse t'orienter et t'adresser. C'est lui ou elle qui donne la marche à suivre concernant tous les autres rendez-vous qu'il va falloir que tu prennes.

Lors du premier rendez-vous, vous allez évoquer les caractéristiques de ton obésité : poids, taille, âge, profession, grossesses, hérédité, comorbidités (si tu les connais déjà) telles que diabète, hypertension artérielle, apnées du sommeil. Il ou elle te fera faire un bilan sanguin assez complet.

2ème rendez-vous à prendre : le / la diététicien(ne)

Il / elle joue un rôle très important, voire même primordial dans ton parcours. Avec ce spécialiste, tu évoqueras les difficultés que tu rencontres avec l'alimentation. Il / elle te donnera des conseils sur les comportements et habitudes alimentaires à mettre en place pour la chirurgie, te demandera de lui expliquer les différents régimes que tu as déjà entrepris pour perdre du poids. Il / elle t'aidera à mettre des choses en place durant le parcours (alimentation plus équilibrée, réduire le sucre, le gras). Il / elle calculera également ton IMC. Tu devras le / la voir 2 ou 3 fois durant le parcours minimum.

3ème rendez-vous : le / la psychologue ou psychiatre

Ce professionnel de santé a aussi énormément d'importance quant à la prise de décision pour ta chirurgie ainsi que pour le suivi. Vous évoquerez tous tes traumas (qu'ils soient récents ou plus anciens) et il ne faudra pas que tu te sentes gêné(e). Il / elle est là pour ça et aussi pour t'aider à mettre des choses en place afin que tu te sentes mieux (avec l'alimentation mais aussi avec toi-même). Il te demandera si tu as des TCA (Troubles du Comportement Alimentaire) comme l'hyperphagie, la boulimie, l'anorexie mentale etc. Ne lui cache pas la vérité. Il est absolument indispensable que les TCA soient pris en charge et suffisamment contrôlés avant la chirurgie. Ce sont des maladies d'ordre psychiatriques. Si tes troubles ne sont pas soignés avant la chirurgie, l'échec à long terme est assuré. Il faut donc les traiter avant ton opération, car la chirurgie n'aura aucun impact sur tes vieux démons.

Les examens et consultations préopératoires N° 1, 2 et 3 doivent être pratiqués rapidement car ils signent le début du parcours et conditionnent la date de l'intervention au moins 6 mois plus tard (délai impératif pour avoir l'autorisation de la Caisse Primaire d'Assurance Maladie - CPAM) et permettent de mettre en place les prises en charge nécessaires.

4ème rendez-vous : le / la pneumologue

Il / elle te fera faire les tests pour évaluer ta capacité respiratoire et savoir si tu souffres d'apnées du sommeil. Si c'est le cas, tu seras appareillé(e) la nuit pour avoir une meilleure oxygénation pendant ton sommeil ce qui protège tes organes (cerveau, reins, cœur), diminue le risque anesthésique et améliore la cicatrisation. La perte de poids importante après la chirurgie permettra très souvent d'arrêter l'appareillage si les apnées ont suffisamment diminué.

5ème rendez-vous : le / la gastro-entérologue

5ème rendez-vous : le gastro-entérologue

Ce professionnel de santé te fera passer une gastroscopie ou fibroscopie afin de vérifier l'intérieur de ton estomac. Cet examen vise à s'assurer que tu ne souffres pas de reflux ou d'autres problèmes œsophagiens. Si c'est le cas, il / elle évoquera déjà la chirurgie qui te correspondra le mieux en tenant compte de ces nouvelles données. Il / elle recherchera aussi la bactérie Helicobacter pylori qui nécessite un traitement antibiotique en cas de présence. Cette bactérie qui se développe dans l'estomac favorise les gastrites, les ulcères et le développement de cancers.

6ème rendez-vous : l'endocrinologue / médecin nutritionniste

Avec lui / elle, tu parleras d'hormones, de thyroïde, de fertilité, de ménopause (si c'est ton cas). Il / elle te fera faire des bilans sanguins pour s'assurer que tu n'as pas de comorbidité ou de maladie associée (diabète, cholestérol, hyper ou hypothyroïdie...) et te donnera éventuellement les traitements nécessaires. Il / elle vérifiera également l'absence de carences en vitamines ou minéraux et les corrigera si besoin.

7ème rendez-vous : le / la cardiologue

Il / elle va avant tout rechercher une hypertension artérielle (comorbidité) et d'autres conséquences cardiovasculaires de ton obésité (problèmes coronariens en particulier). Il / elle te fera peut-être passer une échographie cardiaque au repos ou à l'effort (ce n'est pas une obligation).

8ème rendez-vous (selon les parcours) : le / la gynécologue

(Désolée Monsieur pour cet aparté féminin).
Vous ferez le point ensemble sur ton moyen de contraception puisqu'il est demandé de ne pas tomber enceinte au grand minimum dans les 12 mois suivant la chirurgie. Or, après la chirurgie bariatrique et notamment après un by-pass, la pilule contraceptive ne t'assurera pas une protection optimale.

9ème rendez-vous (selon les parcours mais important) : le / la dentiste

Pour faire un bilan de tes capacités de mastication (très important après la chirurgie) et vérifier qu'il n'y a pas de foyers infectieux dentaires. Il sera très important après la chirurgie d'avoir un suivi optimal (tous les 6 mois environ) avec ce professionnel de santé car la perte de poids rapide et les possibles reflux fragilisent les dents.

La contraception

Désolée Monsieur, si c'est toi qui me lis ! Mais on entame un sujet essentiel pour la gente féminine.

La contraception hormonale est délicate pour nous les femmes après cette opération. D'ailleurs, il se peut que tes cycles menstruels soient complétements perturbés les premiers mois. L'opération peut te stopper tes règles, ou au contraire les faire arriver en avance, ou durer plusieurs semaines. Il est possible aussi que tu n'observes pas de changement, mais en tout cas si ça t'arrive tu sauras pourquoi. L'anesthésie générale et les carences perturbent aussi les hormones ! Certains chirurgiens refuseront de t'opérer si ta protection contraceptive n'est pas optimale ou si tu n'en as tout simplement pas. D'une part parce que certaines hormones peuvent faire prendre du poids et d'autre part parce qu'avec un by-pass, la prise de pilule contraceptive n'assure pas une protection fiable, voire n'assure pas de protection du tout ! Et c'est le cas avec tous les médicaments à cause de la malabsorption. Attention si tu prends une pilule contraceptive au moins les six premiers mois post sleeve, à cause des vomissements que ta sleeve peut engendrer au début. Le fait de vomir diminuera son efficacité. Au-delà de cette période, il n'y a pas de contre indication, ceci dit, attention au poids avec les hormones ! La solution la mieux adaptée et pour les deux opérations confondues, sera la pose d'un stérilet au cuivre (sans hormones), qui a bien fait ses preuves en termes de protection et qui ne perturbe pas non plus la perte de poids. Il faudra tout de même que tu t'assures de prendre au moins deux rendez-vous avec ton / ta gynécologue la première année post op'. Avec la perte de poids, ton corps change et il se peut que le stérilet bouge et ne soit plus ou peu efficace. Autres options, le préservatif (pourquoi ça serait toujours aux femmes de se protéger hein ? Monsieur pourrait envisager une vasectomie !!), ou bien si vraiment tu n'as plus de désir de grossesse, la ligature des trompes.

Il est INENVISAGEABLE, de prévoir une grossesse avant 12 à 18 mois post op'. En tout cas pas avant d'être complètement stabilisée : on mange moins, nous sommes très fatiguées, en perte de poids sèche et même parfois sévère, avec des carences qui nous guettent à longueur de temps, alors tu penses bien que si bébé venait à s'installer à ce moment là ça serait aussi bien dangereux pour son développement à lui que pour ta propre santé. Pour pouvoir grandir il va puiser le peu d'apports que tu peux offrir à ton corps. Dans ce cas là, tu es automatiquement dans le cadre d'une grossesse à risques, qui nécessiterait une surveillance médicale accrue et qui pourrait même ne pas aboutir.

Je te conseille vivement de faire le point avec ton / ta gynécologue et ton / ta chirurgien(ne) au début du parcours pour avoir une protection fiable car la perte de poids peut considérablement augmenter ta fertilité. Il serait dommage de vivre des moments extrêmement difficiles et douloureux aussi bien physiquement que psychologiquement si une grossesse était menée dans ces conditions là.

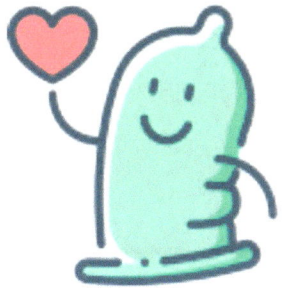

Ce que tu peux mettre en place avant la chirurgie

Afin de te guider au mieux et pour que tu puisses vivre le plus sereinement possible la période post opératoire, tu peux d'ores et déjà commencer à mettre en place certaines habitudes pour qu'elles deviennent des réflexes. En effet, cette chirurgie va chambouler tes habitudes alimentaires, ainsi que tes habitudes de vie. Certaines règles primordiales peuvent se travailler et s'apprendre avant la chirurgie, car elles peuvent être difficiles à appliquer au quotidien.

Si tu es fumeur(se), il te sera demandé d'arrêter le tabac au moins un mois avant la chirurgie et le premier mois post op. En effet, il empêche la bonne cicatrisation et fragilise tes tissus. Penses y !

Tu peux, dans un premier temps, apprendre à boire en dehors des repas : 30 min avant, JAMAIS pendant et 30 minutes après. C'est LA première règle qu'il ne faudra JAMAIS transgresser.

Si tu as pour habitude de consommer beaucoup de plats préparés, c'est le moment de te mettre à cuisiner et d'apprendre à aimer ça. Ton alimentation sera de bien meilleure qualité et, après la chirurgie, ce type de plat ne sera plus adapté (seulement en cas de dépannage) car ils contiennent beaucoup trop de gras, de sucre et de produits néfastes pour ta santé, comme les édulcorants.

Tu peux également commencer à réduire le sucre si tu en es un(e) gros(se) consommateur(trice). Le matin au lieu de prendre un sucre dans ton café, essaye d'en prendre la moitié. Non pas que cela te sera interdit après ta chirurgie, mais le sucre est l'une des principales causes de dumping. Il est préférable de consommer de temps à autre du vrai sucre plutôt que des édulcorants qui sont nocifs pour ta santé. Ils sont responsables de la détérioration de ton microbiote et favorisent les risques de cancers. Je te mets ici le lien vers l'étude de l'INSERM qui l'explique : (https://presse.inserm.fr/la-consommation-dedulcorants-serait-associee-a-un-risque-accru-de-cancer/45022/).

Ensuite, commence à travailler sur la mastication. Essaye de mâcher le plus possible et de poser tes couverts entre chaque bouchée. Tu peux déjà utiliser ton minuteur et le régler pour qu'il sonne toutes les deux minutes, ça te donnera le rythme adéquat que tu devras tenir une fois opéré(e) !

Pour finir, tu peux commencer le fractionnement de tes repas ainsi que la prise de collations. Le fractionnement consiste à reporter à 30 min ou 1h après ton repas principal la prise de ton dessert. Après l'opération tu ne pourras plus avaler une entrée, un plat et un dessert, c'est pour cela que c'est important de commencer à fractionner, ça fera partie de tes nouvelles habitudes

Le matin vers 10h, autorise toi une collation équilibrée (protéines, féculents, fruits ou légumes). Tu peux aussi ajouter des oléagineux qui sont très bons pour ton corps (avec modération pas plus d'une petite poignée par jour). Vers 16H, tu peux faire un goûter, toujours équilibré (je ne parle pas de gâteaux à outrance ou de chocolat), et, enfin, une le soir vers 21H00 (au moins 1h30 avant de te coucher pour éviter les reflux). En mettant tout cela en place tu pourras remarquer par toi-même que les sensations de faim dont tu as l'habitude entre chaque repas auront nettement diminué et tu auras le bon rythme pour ton futur bébé estomac !

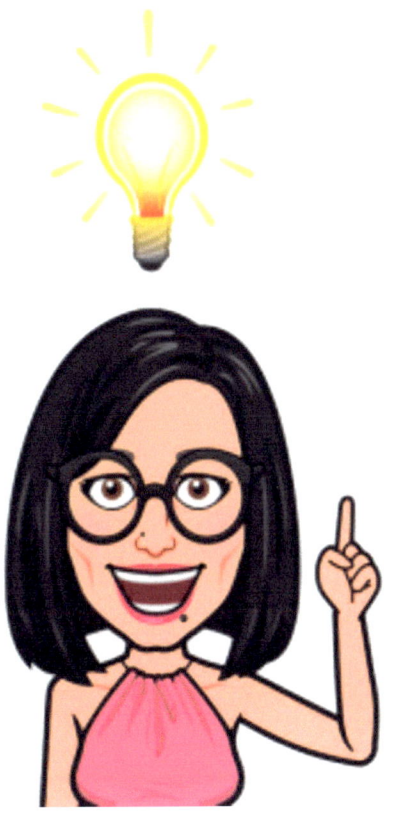

L'organisation de tes repas avant l'opération

Tu vas être drôlement fatigué(e) après ton opération. Entre l'anesthésie qu'il faut évacuer, les caprices de ton nouveau bébé estomac qu'il va falloir comprendre, le peu d'alimentation que tu vas pouvoir avaler et la perte de poids rapide. Je te conseille donc de préparer tes repas à l'avance afin de ne pas avoir à cuisiner tous les jours si tu n'en as pas le courage ou la force.

Mes astuces :
- Trouve des petits pots en verre (d'une contenance équivalente à celle d'un pot pour bébé, car tu ne pourras manger guère plus), prépare-toi des purées et congèle-les ! ATTENTION : tu ne peux pas manger de repas pour bébé ! Leurs apports ne sont pas adaptés pour les adultes et très pauvres en protéines.
- Congèle dans des bacs à glaçons des légumes et féculents que tu auras cuisinés. Ainsi ça te permettra de sortir des glaçons différents tous les jours pour varier tes repas et pour ne pas gaspiller. Il faudra que tu penses à rajouter des protéines (fromage frais, jambon blanc mixé…)

Beaucoup de denrées peuvent se congeler quelques semaines. Cela te laisse le temps de dresser une liste exhaustive de repas mixés à te préparer avec des légumes frais et des aliments de qualité. Selon ton protocole, donne à tes plats la texture qu'ils doivent avoir, sors-les du congélateur la veille de leur consommation et mets-les au frigo pour qu'il puissent décongeler sans casser la chaine du froid.

Tous tes repas devront être composés de : 1 protéine, 1 féculent et 1 légume. Tu mangeras dans une assiette à dessert, c'est ton garde-fou après la chirurgie.

Le premier mois post op, certains aliments seront interdits ou déconseillés dans la plupart des protocoles :
- Les fruits et légumes crus (même la salade), difficiles à digérer, ainsi que les légumineuses.
- Les aliments acides (café, agrumes etc) pour éviter les brûlures d'estomac.
- Tous les choux (sauf le brocoli) afin d'éviter une fermentation, des ballonnements et des gaz.
- Les aliments trop riches en gras et en sucre (pour éviter les dumping)

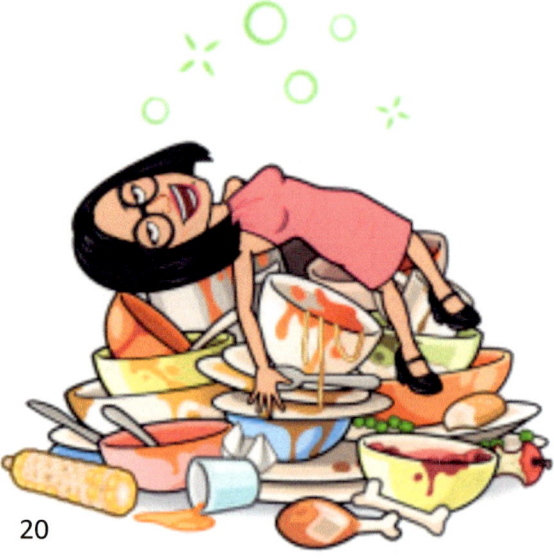

Le régime pré op'

Il n'est pas obligatoire, ni systématique. Certains chirurgiens le font faire, d'autres non. C'est le dernier passage difficile de ton parcours. C'est le dernier régime que tu feras dans ta vie, mais il a un rôle très important. Il peut durer entre 1 et 3 semaines. Le chirurgien te donnera la liste des aliments à consommer ou non.

Lorsque tu es obèse, tes organes sont enveloppés de graisse, ton foie aussi. Il s'agit d'une maladie que l'on appelle communément "le foie gras" ou "stéatose non alcoolique". Cette graisse se forme suite à une trop forte consommation de lipides (gras) et de glucides (sucres). Le régime consiste à ne consommer ni graisses ni sucres afin de faire diminuer significativement la taille de ton foie avant l'opération. Ton foie se trouve juste devant ton estomac et, s'il est trop gros, le chirurgien ne pourra pas bien atteindre la zone qu'il doit opérer. Il est primordial de suivre ce régime à la lettre malgré le fait qu'il soit souvent très difficile. Tu vas être très fatigué(e) et privé(e) de beaucoup d'aliments, mais c'est très important pour de meilleures conditions opératoires.

Voici un exemple de régime qui pourra t'être proposé (attention, ce n'est qu'un exemple, beaucoup n'autorisent aucun féculent) :

- Petit déjeuner Café ou thé avec 150 ml de lait écrémé. Pain 30 g
- Déjeuner 150 g de féculents, 2 blancs d'œuf, 1 yaourt à 0% de matière grasse
- Goûter 1 yaourt à 0% de matière grasse
- Dîner 150 g de pommes de terre, 2 blancs d'œuf, 1 yaourt à 0% de matière grasse

Dans tous les cas tu devras suivre le tien !

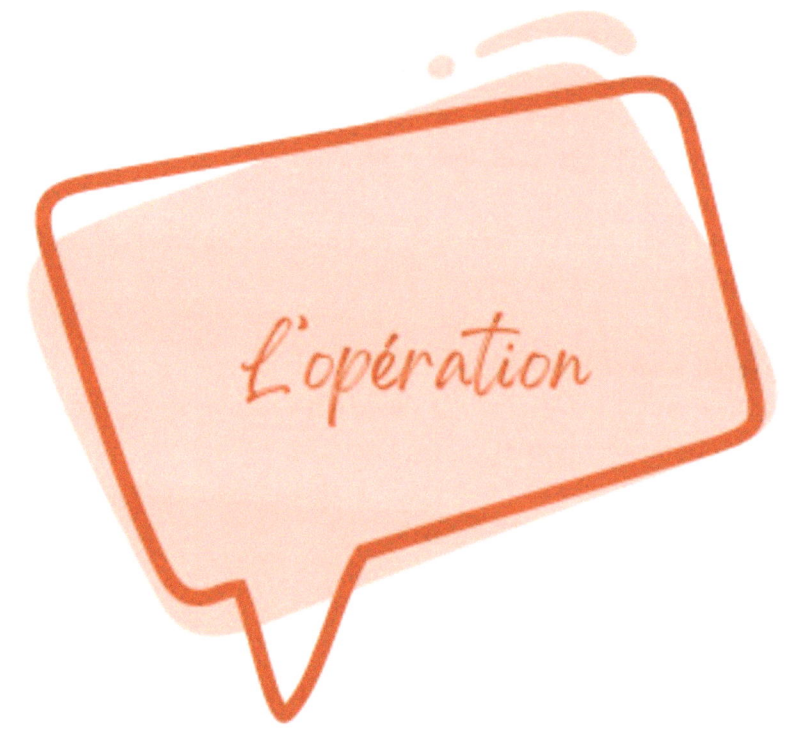

Chirurgie bariatrique : Demain t'appartient

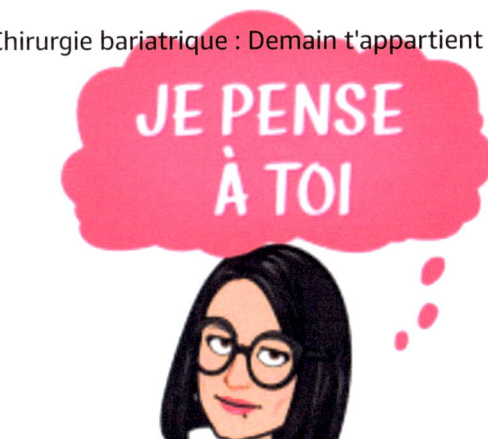

Mon cher, Ma chère_____,

Il est bientôt l'heure pour toi de changer de VIE et de vivre ta CHIRURGIE. Il y a quelques années, j'étais à ta place face à toutes mes angoisses, mes peurs et mes questions en vue de cette intervention. "Est-ce-que ça va marcher ?", "Est-ce-que ça va être douloureux ?", "Vais-je pouvoir remanger un jour ?" Toutes ces craintes sont **NORMALES** et il va te falloir du temps pour pouvoir apprendre à connaître ton bébé estomac. Il va falloir que tu apprennes à **L'ÉCOUTER** et que tu le **CHOUCHOUTES**. Les premières semaines ne sont pas toujours faciles, tu vas passer par beaucoup d'étapes, de doutes, de fatigue, de remises en question et peut-être des périodes d'écœurement, de dégoût, où tes goûts vont changer et ton appétit sera considérablement réduit et chamboulé. Mais **je te PROMETS** que tous ces petits inconforts méritent d'être vécus pour arriver au résultat que tu attends depuis si longtemps. Si tu vis des périodes difficiles comme celles que je te décris, rappelle toi pourquoi tu as souhaité cette intervention. Tu vas enfin réussir à **T'AIMER**, à te faire **CONFIANCE**, à avoir une meilleure **SANTÉ** et surtout tu vas enfin commencer à **VIVRE**. Pour certains l'intervention n'est pas douloureuse, d'autres peuvent ressentir des désagréments ou des douleurs. Je te donnerai quelques conseils pour soulager tes douleurs si tu en as, mais sache que je serai près de toi le moment venu. Je te souhaite bonne chance et une **MERVEILLEUSE NOUVELLE VIE**. ♥

L'âme de Cœur.

Préparons ta valise pour le grand jour !

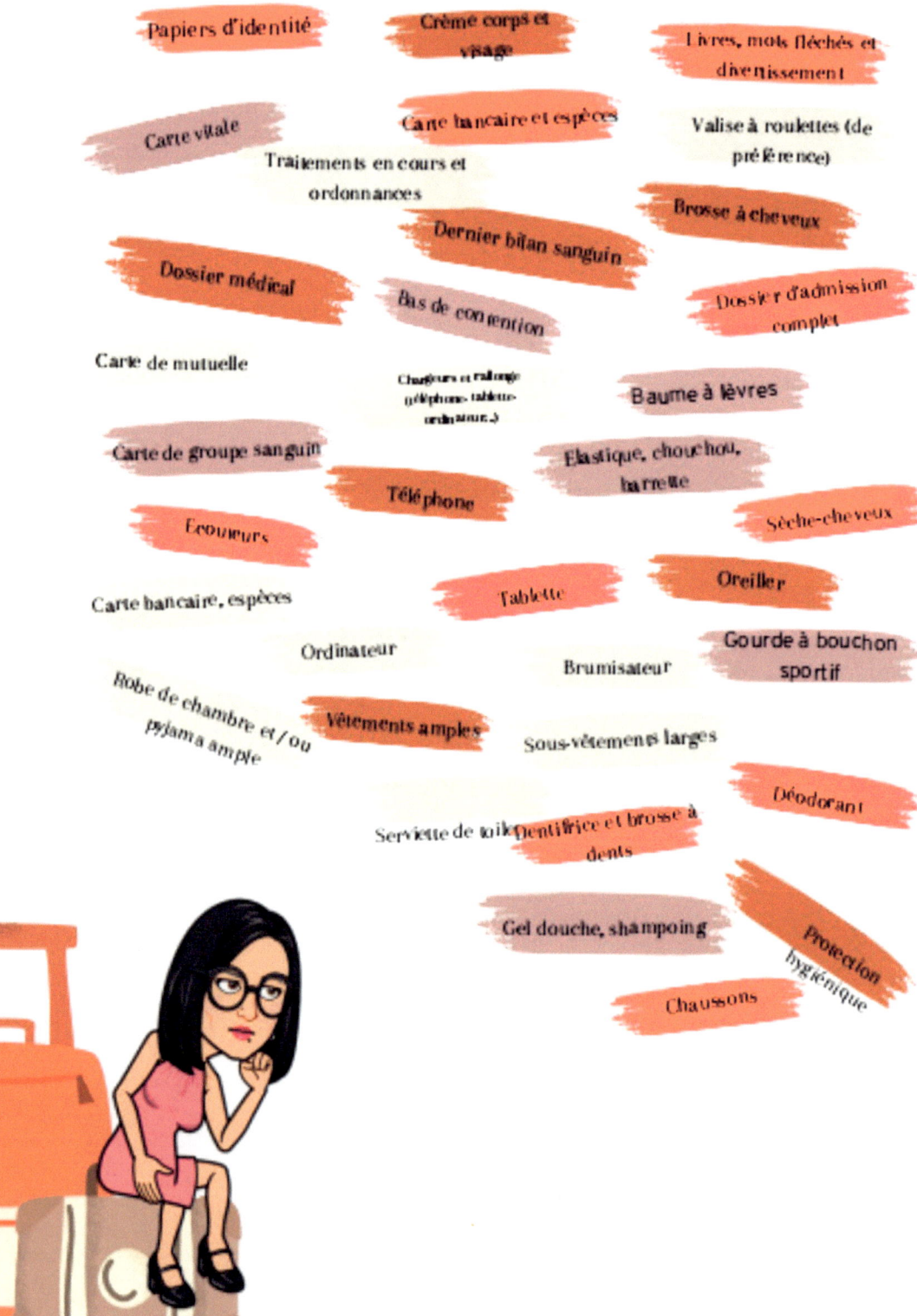

- Papiers d'identité
- Crème corps et visage
- Livres, mots fléchés et divertissement
- Carte vitale
- Carte bancaire et espèces
- Valise à roulettes (de préférence)
- Traitements en cours et ordonnances
- Dernier bilan sanguin
- Brosse à cheveux
- Dossier médical
- Bas de contention
- Dossier d'admission complet
- Carte de mutuelle
- Chargeurs et rallonge (téléphone, tablette, ordinateur...)
- Baume à lèvres
- Carte de groupe sanguin
- Élastique, chouchou, barrette
- Téléphone
- Sèche-cheveux
- Écouteurs
- Carte bancaire, espèces
- Tablette
- Oreiller
- Ordinateur
- Brumisateur
- Gourde à bouchon sportif
- Robe de chambre et/ou pyjama ample
- Vêtements amples
- Sous-vêtements larges
- Déodorant
- Serviette de toilette
- Dentifrice et brosse à dents
- Gel douche, shampoing
- Protection hygiénique
- Chaussons

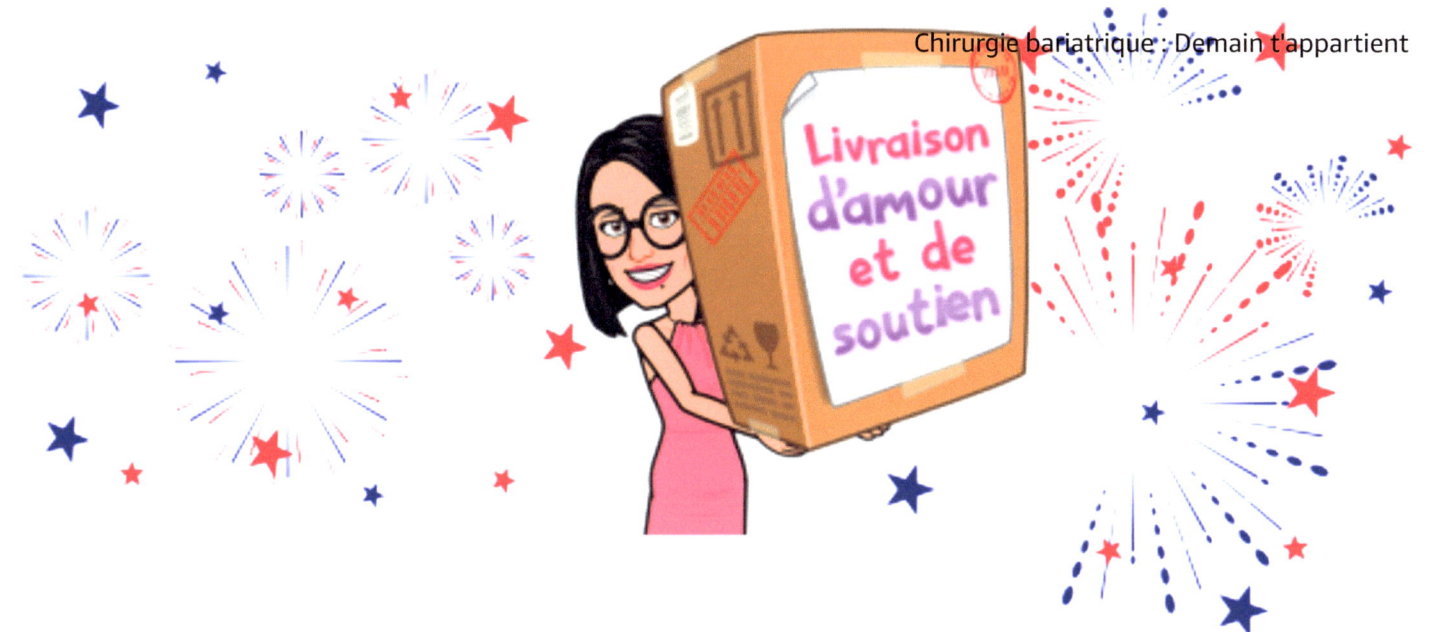

Le grand jour !

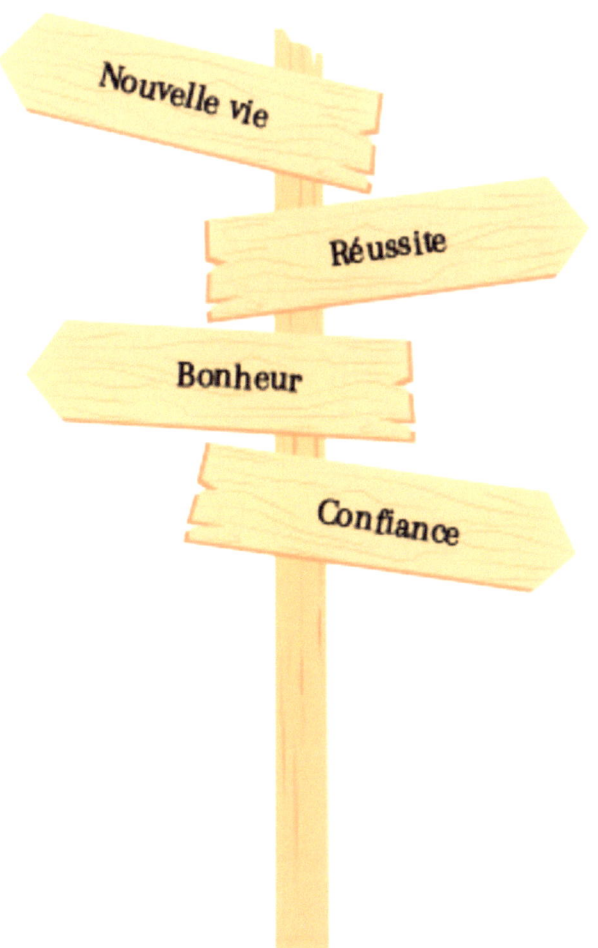

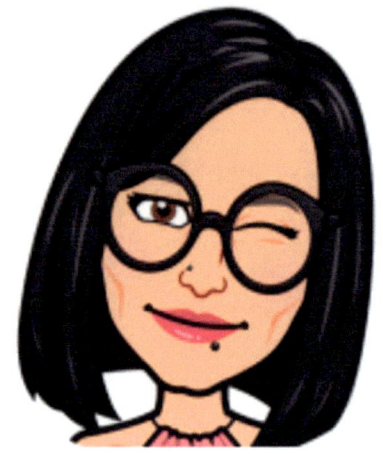

Colle ici la photo que tu as prise de toi avant de descendre au bloc

Et ici, celle à ton retour du bloc !

Tes mensurations et ton poids le jour de ta chirurgie

Jour de l'opération

La taille de tes vêtements

Haut :

Bas :

Poids :

IMC :

Tour de cou :

Tour d'épaules :

Tour de poitrine :

Tour de ventre :

Tour de hanches :

Tour de cuisses :

Tour de mollets :

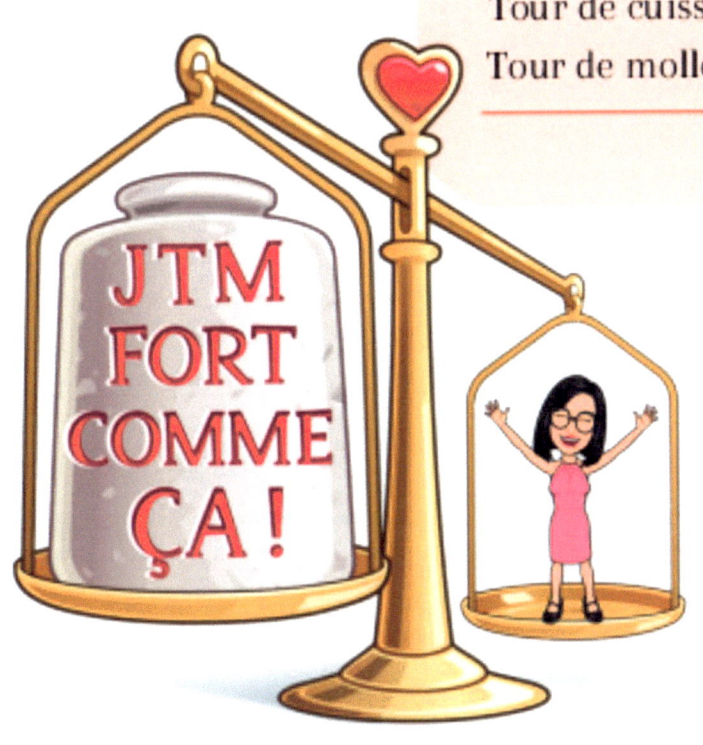

Le jour de ton opération

Tu as peur de mourir pendant l'intervention ? Cela n'a rien de surprenant car bien sûr il s'agit d'une chirurgie et le risque 0 n'existe pas. Cependant, sois rassuré(e) : dans l'immense majorité des cas tout se passe très bien, tu as pu avoir un check-up de santé très complet pendant ton parcours, ce qui va vraiment limiter les risques. Comme pour toute intervention chirurgicale, il y a des risques théoriques d'hémorragie, d'infection, de phlébite, mais tu as été bien préparé(e) et tu auras les traitements adéquats pour les limiter (notamment bas de contention et anticoagulants). Alors, pour te rassurer, laisse moi t'expliquer qu'en termes de chiffres, tu prends aussi des risques le matin en prenant ta voiture pour aller travailler. Ou encore, quand tu sors de chez toi pour aller promener ton chien !

Selon l'organisation de l'hôpital où tu vas être opéré(e), tu rentreras soit la veille de ta chirurgie soit le jour même. Tu devras être à jeun (nourriture, eau et tabac) le jour de l'opération. En arrivant tu devras faire ton admission (si tu ne l'as pas faite au préalable), puis tu monteras dans le service où l'équipe soignante t'attendra pour te guider jusqu'à ta chambre. Les infirmiers(ères) viendront te voir pour prendre tes constantes (température, saturation en oxygène et tension). Ils / elles t'apporteront également une charlotte (pour mettre sur ta tête hein !!! Pas pour manger !!!), tes bas de contention et te mettront ton bracelet d'identité. Tu devras prendre une douche à la bétadine ou autre antiseptique (plus systématique), enlever tous tes bijoux, piercing et ton vernis à ongles (si tu en as). Tout cela peut être réalisé chez toi si tu rentres à l'hôpital juste avant l'opération. Il est possible que ton chirurgien passe te saluer et te rassurer avant ta descente au bloc et te poser les dernières questions nécessaires pour lui / elle (nouveau traitement, vérifier que tu sois à jeun). Profites en à ce moment là pour lui parler de tes craintes et pour lui poser toutes les dernières questions qui te traversent l'esprit.

Un petit peu avant ton heure de passage, un(e) brancardier(ère) viendra te chercher. Tu devras laisser dans ta chambre tous tes effets personnels (ou les confier à l'équipe de ton service pour qu'ils les mettent dans un coffre). Il / elle t'emmènera au bloc opératoire (c'est un endroit où il fait un peu froid, température souhaitée pour éviter que les microbes et bactéries ne s'y développent) et te mettra dans un box. À cet instant, les infirmiers(ères) de bloc viendront te poser une perfusion (si tu as peur des aiguilles, c'est la seule que tu verras), avec possiblement un antibiotique (ça dépend des protocoles des médecins).

Puis ce sera l'instant tant attendu. On t'emmènera dans la pièce où tu seras opéré(e). Les infirmier(e)s anesthésistes t'installeront sur la table d'opération, dans la position demandée par le chirurgien. Une fois que tu seras bien installé(e), il te poseront un masque sur le nez et la bouche dans lequel tu devras respirer doucement. Puis l'anesthésiste viendra te voir, te rassurer et t'injecter via ta perfusion le produit anesthésiant. Et c'est parti pour un gros dodo.

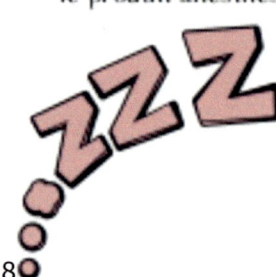

Les chirurgies bariatriques ne sont pas des opérations très longues. Il faut compter environ 1h - 1h3o pour une sleeve et 2 heures pour un by-pass. Lorsque le chirurgien aura terminé les sutures de ton estomac et la dérivation intestinale (si tu as un by-pass), il effectuera un test d'étanchéité pour être certain qu'il n'y ait aucune petite fuite (tu seras toujours en train de dormir).

Tu te réveilleras en salle de réveil, avec l'équipe des infirmiers(ères) de bloc. Ils / elles seront là pour contrôler que tu te réveilles bien et que tes constantes sont normales. Nous sommes tous différents et l'attitude de chacun lors du réveil est différente. Tu peux être agité(e), avoir envie de vomir, être complètement déboussolé(e) ou rien de tout ça ! Quoi qu'il arrive tu ne seras jamais seul(e) et l'équipe sera là pour t'aider à gérer ça. Tu vas être dans le Zig et dans le Zag, un coup somnolent(e), un coup conscient(e). Quand tu seras bien réveillé(e) et que tu auras repris tous tes esprits, le chirurgien viendra te voir pour te dire que tout s'est bien passé. Il se peut que tu ressentes des douleurs ou de l'inconfort. Il est important de le dire à l'équipe de façon à recevoir les anti douleurs nécessaires. Tu resteras au moins une bonne heure en salle de réveil et ensuite tu remonteras dans ta chambre.

Une fois remonté(e) dans ta chambre, les infirmiers(ères) viendront voir si tout se passe bien. Ils / elles feront une prise de constantes, te demanderont ton niveau de douleur. Tu ne seras toujours pas très bien réveillé(e), l'anesthésie met du temps avant de s'estomper complètement. Quelques heures après, tu pourras boire. Vas-y doucement par toutes petites gorgées, même si l'envie est très forte. Tu risques d'avoir mal au ventre, au dos, dans les côtes, le thorax et peut-être même dans les épaules. Ce sont des douleurs normales mais qui peuvent être extrêmement douloureuses (ça dépend vraiment des gens). Ce sont des douleurs liées à la chirurgie de ton estomac (barre au milieu du ventre et du dos) et à la coelioscopie (on te gonfle avec du gaz tel un ballon de baudruche pour pouvoir atteindre tes organes). N'hésite pas à appuyer sur la sonnette qui sera à ta portée pour que les infirmiers(ères) puissent t'apporter les anti douleurs nécessaires. Mais maintenant il va falloir les évacuer ces gaz, alors, quand tu feras ton premier lever et que tu te sentiras prêt(e), n'hésite pas à faire les cents pas dans les couloirs de l'hôpital ça va permettre à ton transit de se remettre en route et de les évacuer rapidement.

Mes astuces:
- Surtout ne te retiens pas de roter et de péter !!! (humm j'adore c'est glamour !).
- Mets toi à 4 pattes sur ton lit les fesses en l'air. C'est une position propice pour pouvoir les évacuer, si tes douleurs de cicatrices et d'estomac te le permettent.

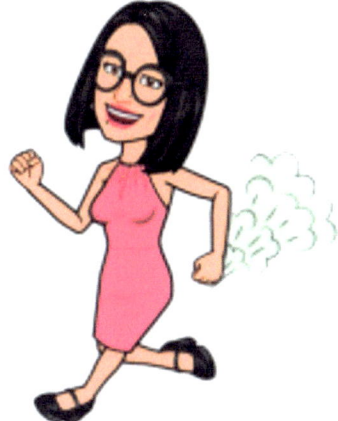

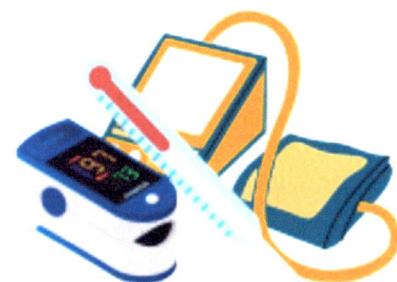

Le retour à la maison !

Pour ta sortie de l'hôpital je te conseille fortement de te faire raccompagner, même si tu y es resté(e) une semaine. Prendre le volant après si peu de temps me semble vraiment risqué et peu judicieux bien que certains médecins l'autorisent (il ou elle te le dira). Tu ne peux pas non plus prévoir de rentrer par les transports en commun au risque de te prendre un coup ou de te faire bousculer. Tu peux demander à ton chirurgien de te faire un bon de transport pour prendre un taxi conventionné, c'est pris en charge par la sécurité sociale dans ce cas là !

Tu sortiras avec une ordonnance pour :

- Le passage d'un(e) IDE (Infirmier(ère) diplômé(e) d'Etat) à domicile, afin qu'il / elle puisse refaire tes pansements (si tu en as) et vérifier la bonne cicatrisation de tes points (si tu en as). Si nécessaire, il / elle retirera tes fils ou tes agrafes (ce n'est pas douloureux du tout). Le passage de l'IDE n'est pas obligatoire, si tu as eu de la colle à la place des fils et que tu fais tes injections d'anti-coagulants toi-même (c'est très simple).
- Des piqûres d'anti-coagulants tels que LOVENOX pour éviter les phlébites. En règle générale c'est deux par jour pendant 15 jours.

Ma petite astuce pour éviter les bleus : lorsque tu te piques, pince bien ta peau et enfonce l'aiguille bien droite. Une fois le produit injecté, pense à bien appuyer et à bien masser. Tu peux te piquer dans les cuisses et dans le ventre, ça fait moins mal (à distance des cicatrices bien entendu).

- Un arrêt de travail d'un mois (en moyenne, selon ta profession).
- Des anti-douleurs.
- Des séances de kiné le premier mois post op (pas systématique mais utile afin d'éviter une trop grosse perte de masse musculaire).
- Des vitamines, compléments en fer et parfois un médicament pour éviter les calculs liés à la déshydratation du début.
- Dans certains cas de figure, une gaine et / ou ceinture abdominale peut t'être prescrite pour deux raisons : être maintenu(e) pour éviter les faux mouvements et les torsions de l'estomac. Prévenir le relâchement trop important de la peau suite à la perte de poids. À ce jour aucune étude médicale ne prouve l'efficacité de la gaine sur le relâchement de la peau. Je n'en ai pas eu et ma peau se porte bien !

Petite astuce supplémentaire : le premier mois post op, il te sera peut-être difficile de pouvoir avaler tes médicaments, (voire même interdit, ça l'était pour moi). Tu peux acheter en pharmacie un broyeur de médicaments et les mélanger avec un yaourt par exemple. Attention à ne plus les broyer lorsque tu pourras manger à nouveau, car ils perdent un peu de leur efficacité et la capsule n'est plus là pour permettre une diffusion lente des principes actifs lors de la digestion.

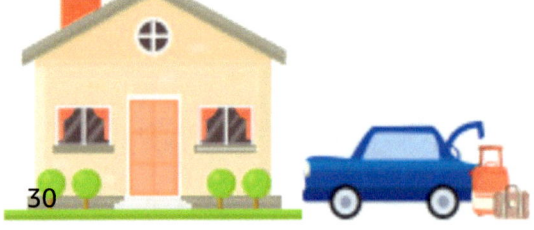

J'espère que ton opération s'est bien passée !

Tu es très courageux(se) d'avoir franchi ce cap, et maintenant ça y est, ta nouvelle vie va arriver à grands pas ! Bravo je suis fière de toi et tu peux l'être aussi !

Maintenant tu vas devoir suivre quelques règles importantes afin de ne pas te faire mal et surtout pur ne pas prendre de risques inutiles le temps que ton estomac cicatrise bien !

À ta sortie de l'hôpital, ton chirurgien t'a remis un protocole alimentaire. Il est important que tu suives assidûment les différentes étapes concernant la texture de tes aliments le premier mois post opératoire. En effet, les étapes LIQUIDE, MIXÉ, TENDRE, permettent de réduire les risques de FISTULES le temps de la cicatrisation de ton bébé estomac.

Fistule : perforation de l'estomac par laquelle vont s'écouler les liquides gastriques, salivaires et alimentaires qui sont toxiques pour l'abdomen. La fistule peut entrainer des abcès puis une péritonite généralisée grave en l'absence de traitement adapté et rapide. Cependant, elle n'arrive que dans 1% des cas, elle est maintenant bien connue et bien prise en charge.

Les symptômes : fièvre, maux de ventre intenses, douleurs thoraciques, accélération du rythme cardiaque, suées, impossibilité de manger. Si tu ressens ces douleurs insupportables, consulte ton chirurgien en urgence.

Mes conseils pour t'apprendre à manger lentement:

- Munis-toi d'une cuillère pour bébé,
- d'un minuteur,
- Et prends une bouchée toutes les 2 min. Entre 2, pense à poser ta cuillère et à bien mâcher. Ton repas doit durer entre 30 et 45 min.

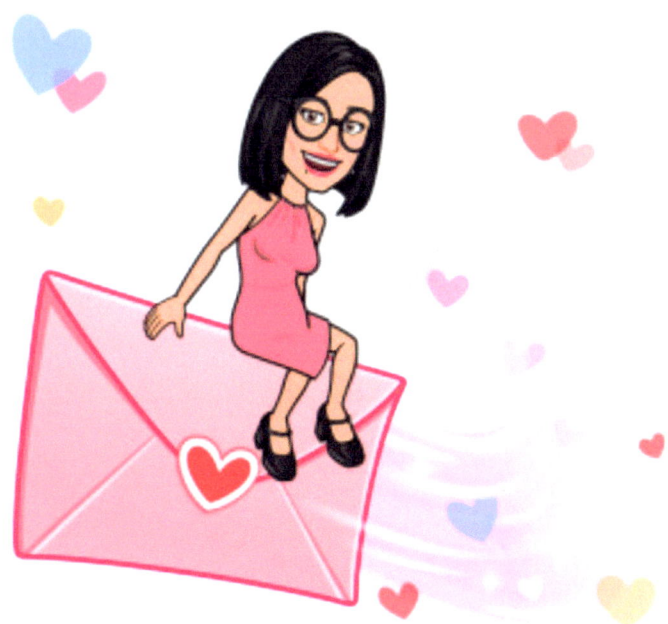

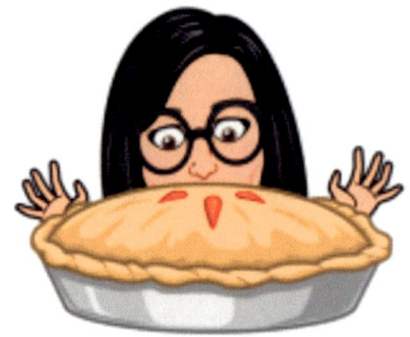

Il est important de comprendre que tu ne peux pas vivre avec une balance greffée sous tes pieds pour contrôler ta perte de poids et une balance dans la main pour peser les quantités dans ton assiette. Paroles et expérience d'opérée, psychologiquement on ne tient pas, nous ne sommes pas des bêtes de foire !

Tu n'es plus au régime !

N'achète pas de plats préparés. Ils contiennent beaucoup de sucre, de gras et de produits artificiels ou transformés. Il est impératif après ta chirurgie que tu puisses cuisiner des plats frais, sains et équilibrés en modérant les lipides et surtout les glucides. Tes quantités ont tellement réduit que ton budget courses aussi, donc profites en pour bien manger : avec cette opération on passe de la quantité à la qualité !

S'interdire = S'empêcher = Se priver

Rien n'est interdit après une sleeve ou un by-pass. Il est primordial que tu puisses une ou deux fois par semaine te faire plaisir. Il peut s'agir d'un repas un peu plus calorique, d'une boisson un peu plus sucrée, d'une gourmandise pour le goûter. C'est bon avec modération et ça fait aussi du bien à la tête, il faut savoir se lâcher. Soyons clairs : je ne suis pas en train de dire que tu peux manger des bonbons tous les jours, je parle d'aliments ! Il est préférable de manger tous les soirs un carré de chocolat 70% (par exemple) que de se l'interdire sans arrêt et finir par manger une tablette de chocolat au lait par compulsion. Mais surtout :

Apprends à te pardonner

Si un jour tu craques, si un jour une envie te tient tête et que tu n'arrives pas à lui résister, ne culpabilise pas et sois bienveillant(e) envers toi-même. C'est trop tard, c'est déjà avalé et digéré mais ça n'est pas grave ! En revanche, essaye de comprendre ce qui t'a poussé(e) à cette envie, à ce craquage incontrôlable : du stress ? Une angoisse ? Besoin de réconfort ? Et si tu te rends compte que ça arrive trop régulièrement, alors n'hésite pas à reprendre contact avec le / la psychologue qui t'a suivi(e) durant ton parcours.

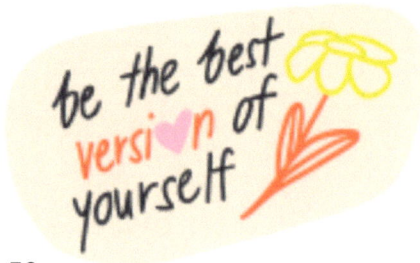

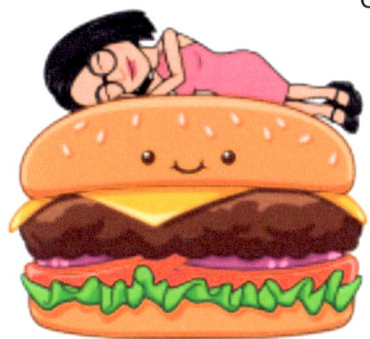

Après une chirurgie bariatrique, tu ne dois pas manger trop vite, trop sucré, trop gras, trop chaud ou trop froid. Tous ces facteurs peuvent te déclencher

Un dumping syndrome

Ça ressemble à un malaise vagal puissance 10 000 !! La sensation de mourir !! Des sueurs, des nausées, vomissements, la tête qui tourne, accélération du rythme cardiaque, envie de dormir, tremblements, maux de ventre. C'est l'un des plus impressionnants effets indésirables de la chirurgie bariatrique même s'il n'est pas grave. Il est plus fréquent suite à un by-pass à cause de l'accélération importante de la digestion, mais peut quand même survenir après une sleeve.

Non ! Non ! Ce n'est pas une blague !
Il en existe 2 sortes :

Le dumping précoce : c'est celui qui arrive entre 10 min et 1 h après ton repas.
Le dumping tardif : c'est celui qui survient entre 1 h et 4 h après ton repas. Il peut entrainer des symptômes différents comme par exemple des douleurs thoraciques, des étourdissements et des rougeurs sur le visage. Dans les deux cas, je te conseille vivement de te coucher sur le dos ou sur le côté et d'attendre que ça passe. Le malaise peut durer entre 10 minutes et 2 heures.

Et en fait, qu'est-ce-que c'est exactement le dumping ?

Dumping : en français "décharger, vidanger", ou syndrome de chasse, survient lorsqu'un aliment descend trop rapidement de ton estomac dans ton intestin grêle (c'est comme le tout à l'égout).
En raison de la chirurgie, la vidange de l'estomac est plus rapide. Si le contenu est trop concentré (en graisses, en sucres, ou en aliments complexes à digérer), il se produit un afflux de liquides digestifs pour "diluer" le contenu, ce qui dilate l'intestin grêle et crée le dumping précoce. C'est surtout le cas après un by-pass, ainsi qu'une augmentation brutale du taux de sucre dans le sang. Ton pancréas produit alors de l'insuline en trop grande quantité, ce qui provoque quelques heures après une baisse rapide du sucre dans le sang (hypoglycémie) et ce malaise qu'on appelle dumping tardif.

La prise de vitamines et les médicaments interdits

A la suite de ces chirurgies, tu devras te complémenter en vitamines : au moins la première année si aucune carence pour une sleeve, toute ta vie après un by-pass. En effet, le montage du by-pass permet de mal absorber tes aliments et donc freine aussi l'absorption des vitamines et minéraux. Il est important de se complémenter pour éviter tout risque de carences qui peuvent devenir très graves avec un by-pass. Tu peux en prévention et avant la chirurgie (1 ou 2 mois avant) utiliser des vitamines pour éviter la perte de cheveux (non non, ce n'est pas une légende, on perd souvent ses cheveux parce qu'on mange peu et qu'on est facilement carencé en zinc et en fer), ça peut permettre de limiter la casse. Cette perte commence dans la plupart des cas à partir du 3ème mois.

Mon astuce : j'utilise FORCAPIL ongles et cheveux, j'en suis ravie !

Ce n'est pas anodin de se faire retirer les trois quarts d'un organe, qui finit par porter "une fermeture éclair" pour pouvoir être étanche. Il est drôlement fragilisé et tu devras prendre des IPP (protecteurs gastriques) généralement jusqu'à trois ou six mois post op pour le protéger, limiter les brûlures et remontées acides. Le traitement est parfois prolongé, en cas de reflux graves et invalidants. Si un reflux simple perdure, il doit être traité par un travail sur l'alimentation (éviter les aliments acides, gras, à pépins, difficiles à digérer). La prise d'IPP sur plus de quelques semaines est déconseillée par la Haute Autorité de Santé. Leur prescription pour soigner un simple reflux aussi. Il est recommandé de les arrêter progressivement pour limiter leur effet rebond : les reflux ont tendance à augmenter pour une période pouvant aller jusqu'à quatre semaines après l'arrêt du médicament.

De ce fait, il te sera INTERDIT (sauf en cas d'urgence, sous protecteur gastrique et avec l'avis de TON CHIRURGIEN et non de ton médecin traitant qui n'est pas spécialisé dans la chirurgie bariatrique) de prendre des AINS par voie orale (anti-inflammatoires non stéroïdiens). Les anti-inflammatoires non stéroïdiens (ibuprofène, advil etc) sans une réelle inflammation connue ne servent à rien ! C'est comme les antibiotiques, c'est pas automatique ! D'autant plus que s'ils sont mal utilisés ou utilisés à tort (notamment pour des douleurs qui peuvent être liées à une infection par exemple), ils peuvent faire énormément de dégâts. Il en suffit d'un seul même sous IPP, pour faire apparaitre un ulcère. L'ulcère est très douloureux et peut être très grave s'il vient à se perforer. En cas de prise d'AINS provoquant des problèmes œsophagiens graves avec une sleeve, tu as la possibilité de pouvoir la reconvertir en by-pass. En revanche, des ulcères provoqués par une prise d'anti-inflammatoires avec un by-pass, il n'est pas possible de faire marche arrière. SOIS VIGILANT(E), prends soin de ton bébé estomac et surtout de ta santé.

Il te sera aussi fortement déconseillé de prendre de l'aspirine et des corticoïdes (pour les mêmes raisons), ainsi que des médicaments effervescents, fortement déconseillés au même titre que les boissons gazeuses.

Le suivi post op'

Les chirurgies bariatriques quelles qu'elles soient nécessitent un suivi post opératoire régulier, de qualité et À VIE. Lorsque tu prends la décision de te faire opérer, tu passes en quelque sorte un pacte avec ton équipe pluridisciplinaire (j'entends par là ton / ta chirurgien(ne), ton / ta diététicien(ne) et le ou la psychologue). Eux font en sorte que ta santé s'améliore et que tu te sentes mieux dans ton corps, par contre une fois l'opération faite, c'est à toi de prendre soin de toi et de bien continuer ton suivi. Ce ne sont pas des opérations anodines et ce ne sont pas non plus des opérations réversibles à souhait.

- La première année post op', ton / ta chirurgien(ne) te prescrira un bilan complet + un bilan vitaminique à un mois post op', trois mois, puis à 6 mois et enfin à 1 an. (Là encore il se peut que les délais varient). Cette prise de sang par la suite sera à effectuer une fois par an (si tu n'as aucune carence récente) et à vie. Le / la chirurgien(ne) fera doser notamment la vitamine B1 qui coute 60€ et qui n'est pas prise en charge par la CPAM lorsque tu la fais faire par une IDE ou dans un laboratoire privé. Je te conseille vivement de la faire faire dans un hôpital public ou dans un CHU ou là tu n'auras aucun frais à prévoir.
- Tu devras également continuer les rendez-vous avec ton / ta diététicien(ne). À 1 mois post op', 3 mois, 6 mois puis un an. Tu devras par la suite voir ce professionnel tous les 6 mois et à vie afin d'avoir un réel suivi. N'hésite pas à le ou la voir plus souvent si tu en ressens le désir ou le besoin pour être rassuré(e) et guidé(e).

Mon conseil :

Avant chaque bilan avec ton / ta chirurgien(ne), je te conseille de faire le point avec ton ou ta diététicien(ne). Il ou elle peuvent se mettre en rapport afin de connaitre tes avancées concernant l'alimentation, savoir si tu éprouves des difficultés. Dans l'idéal, ils travaillent main dans la main pour les suivis post bariatriques. Annexes pages P 89 à 95

- Aux alentours des 2 ans post op' (parfois c'est un an), tu passeras une fibroscopie, pour vérifier l'intérieur de ton estomac, puis cet examen sera à renouveler tous les 3 ans. Il se peut aussi que tu aies un TOGD de contrôle. Le TOGD consiste à boire un produit de contraste sous radio, pour que le chirurgien vérifie que ce que tu ingères descende correctement, qu'il n'y ait pas de rétrécissement de l'œsophage ou autre problème. Ce n'est absolument pas douloureux.
- Si tu souffrais d'apnées du sommeil, tu auras certainement un contrôle aux alentours des 6 mois post op' pour vérifier l'amélioration ainsi que la qualité de ton sommeil et potentiellement aussi au moment de ta stabilisation de poids.

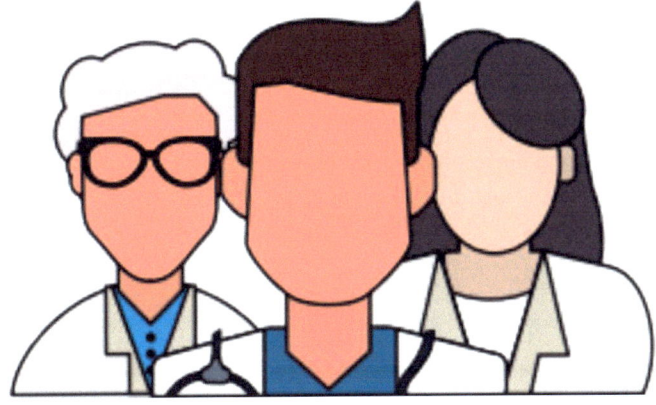
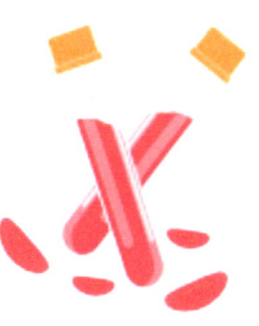

Il faut toujours que tu gardes à l'esprit que, durant ton parcours pré op', tu as été suivi par un psy. Ce suivi en post op' n'est plus obligatoire si tout se passe bien pour toi mais il est important de pouvoir s'en rapprocher lorsque tu rencontres des difficultés. C'est un professionnel de santé souvent mis à part et oublié après notre chirurgie, alors qu'il joue un rôle essentiel même pendant ta perte de poids. Si tu es conscient(e) qu'un TCA refait surface, ou que tu es exposé(e) à des situations de stress compliquées, n'hésite pas à lui en parler de façon à mettre un traitement en place pour te soulager et ne pas mettre en échec ton opération. Il pourra aussi t'aider à prendre confiance en toi, à améliorer le regard que tu portes sur toi-même (si tu te trouves toujours aussi gros(se) après avoir perdu plusieurs dizaines de kilos par exemple).

Enfin il sera primordial de bien suivre le protocole de suivi bariatrique TOUTE TA VIE afin de ne pas mettre en échec ton opération : tu devras toujours faire tes collations, ne jamais boire en mangeant et conserver tous les autres conseils que je te donne afin qu'ils deviennent vraiment une "habitude de vie".

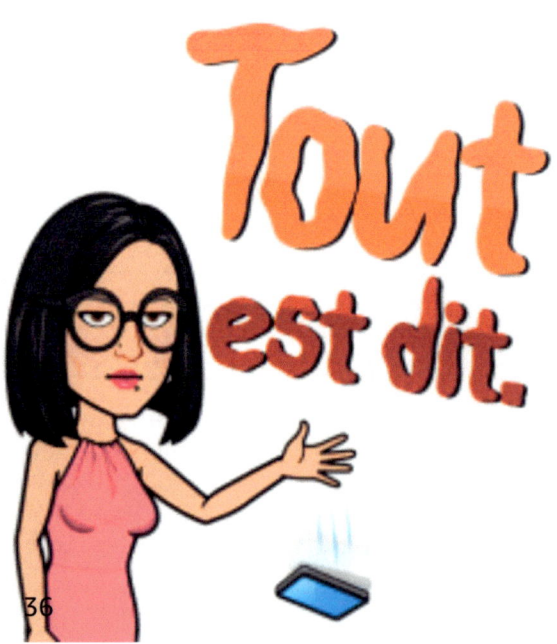

Le déroulement de la perte de poids

Cette opération n'a rien d'un coup de baguette magique. Elle va te demander beaucoup de rigueur au quotidien si tu veux que ta perte de poids soit efficace, constante, harmonieuse et surtout DURABLE. C'est lors des six premiers mois que la perte sera la plus rapide et la plus importante. À certains moments tu te rendras certainement compte que les chiffres sur la balance ne bougent plus. C'est quelque chose de normal. On appelle cela un palier, il permet à ton corps de se mettre sur pause. La perte est tellement rapide et sèche qu'il a besoin de se reposer pour la relancer. Il n'y a pas vraiment de remède miracle à cela, sauf vérifier que tu n'as pas commencé à zapper les collations ou à déséquilibrer ton alimentation ! Le palier peut durer quelques semaines, parfois un mois et c'est très frustrant ! Surtout ne lâche rien et ne te mets pas au régime ou à sauter des repas ! Par ailleurs, tu pourras peut-être constater certaines fois une reprise de 500 grammes, 1 kilo. Attention ça n'est pas une reprise de poids, mais une variation de poids. Il se peut que tu aies repris un peu de muscles (on en perd beaucoup au début et ça pèse lourd !). Ou que le jour où tu t'es pesé(e), tu n'aies pas été aux toilettes ou que tu aies mangé un peu plus calorique la veille. Peut-être aussi as-tu tes règles. Pour nous les femmes, cette période joue beaucoup sur notre appétit (il se développe) et peut nous faire prendre quelques grammes une semaine avant ou pendant nos règles. Cela rentrera dans l'ordre tout seul lorsqu'elles seront terminées.

La perte la plus importante les premiers mois c'est souvent la perte de masse musculaire, qui fatigue beaucoup et peut occasionner des douleurs musculaires, notamment au dos, que tu n'avais pas avant. C'est pour cela qu'il est très important de privilégier l'apport en protéines et même à la rigueur de pouvoir te supplémenter avec de la poudre si nécessaire (PROTIFAR par exemple) et de faire de l'exercice dès que possible.

Par la suite, fort heureusement, tu vas perdre en masse graisseuse. Lorsque tu auras repris tes activités quotidiennes et que tu seras moins fatigué(e), si tu vois que les chiffres augmentent sur la balance, c'est normal, il s'agit d'une prise de masse musculaire. Il faut toujours bien différencier prise de poids et prise de muscle. Si ta perte se déroule ainsi, alors ça sera bon signe. Cela voudra dire que ton corps fait les choses convenablement pour qu'elle soit constante.

Il existe des balances connectées (dès 20 euros) qui permettent de te peser et d'évaluer les évolutions de masse graisseuse, musculaire et hydraulique (l'eau) de ton corps.

Il est important que tu puisses prendre tes mesures. Voila pourquoi j'ai mis à ta disposition des tableaux. Cela te permettra de suivre ton évolution sur ce plan là aussi. En effet, tu ne t'en rends pas forcément compte mais même si les chiffres de la balance ne descendent pas aussi vite que tu le souhaites ou que tu fais des paliers, tes centimètres de tour de taille, de hanches, de cuisses, eux, diminuent !

Il est complètement inutile de se peser tous les jours. Je comprends, tu es impatient(e), curieux(se), tu vas me dire "je ne peux pas m'en empêcher"! et on est tous pareils. Mais si tu te stresses et que tu fais une fixation sur ta perte de poids, elle ne sera pas aussi efficace qu'elle devrait l'être. D'un jour à l'autre les variations de poids peuvent être importantes sans être significatives, je te conseille de te peser une fois par semaine maximum, c'est comme ça que tu auras les plus belles surprises ! Il est important que tu puisses te faire confiance, si tu n'as rien à te reprocher sur ton alimentation, ton corps saura forcément te le rendre ! Apaise toi et surtout sois bienveillant(e) avec toi-même, les choses se feront d'elles-mêmes !

Mes astuces :

- Achète des vêtements de seconde main, la perte est tellement rapide que, comme pour un nouveau né, tes vêtements t'iront peu de temps !
- Demande à ton / ta conjoint(e), tes enfants de ranger la balance et de ne la sortir qu'une fois par semaine.
- Pèse toi toujours de la même façon : le matin, à jeun, nu(e) et après avoir été aux toilettes (si possible).
- Complémente toi le premier mois post op avec de la poudre hyper protéinée PROTIFAR afin de maintenir ta masse musculaire.
- Prend tes mesures chaque semaine.

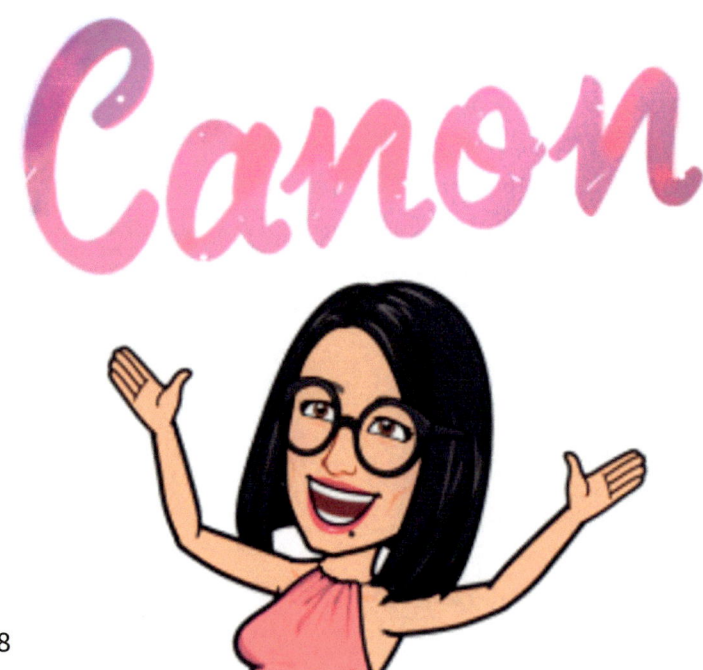

Le guide de bonnes pratiques pour ne rien oublier

Ta perte de poids la première année post op' (voire 18 mois) va être simple et rapide. Tu n'auras pas trop à te poser de questions, on dit souvent que c'est la lune de miel ! MAIS, cette lune de miel ne dure pas. Afin de ne pas reprendre de poids et pour le bien-être de ton bébé estomac, tous les conseils que je t'ai donnés dans ce livre sont à respecter À VIE ! Il se peut qu'au bout d'un an, 18 mois post op' (ce n'est pas systématique), tu reprennes 5 à 10 % du poids que tu as perdu. À ce moment là, n'ai pas peur c'est normal et ça voudra dire que tu vas vers la stabilisation de ton poids. À long terme, laisse toi une marge de variation de poids, une fourchette de plus ou moins 3 kilos. Veille à ne pas en sortir et modifie ton alimentation si tu vois que cela bouge trop. Pour ne rien oublier, même des années après, voici le guide de bonnes pratiques :

Tu dois :

- Avoir une alimentation saine, équilibrée et variée
- Cuisiner ! Manger fait maison, éviter au maximum les aliments tout faits, transformés
- Manger dans une assiette à dessert mais ne pas peser
- Manger équilibré (1/3 protéines, 1/3 féculents 1/3 légume) y compris pour les collations
- Boire au moins 1.5 L. d'eau par jour à distance des repas
- Pouvoir te faire 1 repas plaisir par semaine
- Prendre 3 collations équilibrées par jour
- Faire du sport régulièrement

Tu ne dois pas :

- Manger trop gras, trop sucré et consommer des aliments industriels régulièrement
- Manger dans une grande assiette
- Boire juste avant, pendant ou juste après manger
- Boire des boissons gazeuses (ou max 3 fois par an, pour une occasion)
- Prendre d'anti-inflammatoires par voie orale
- Prendre de l'aspirine ou des médicaments effervescents
- Mâcher du chewing-gum
- Te peser tous les jours

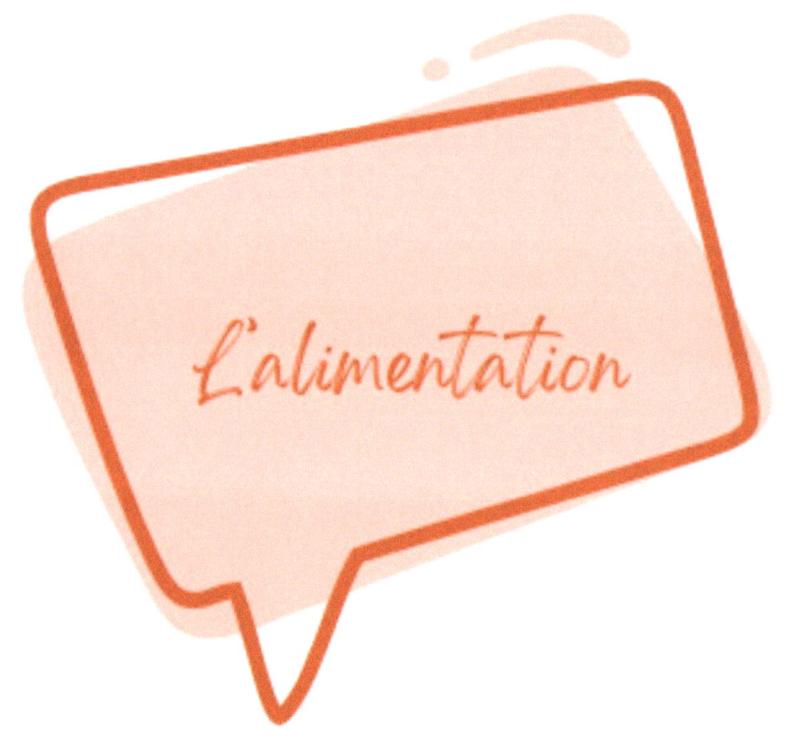

L'hydratation

Tu verras qu'après la chirurgie, nous avons beaucoup de mal à consommer de l'eau plate et à température ambiante. Ne me demande pas pourquoi ! Je suis pourtant calée en matière de chirurgie bariatrique, mais nous sommes beaucoup dans ce cas là et je n'ai toujours pas la réponse. Ce n'est pourtant que de l'eau, mais elle devient très compliquée à "digérer". Les semaines qui suivront ton opération tu pourras utiliser une gourde à bouchon sportif pour pouvoir t'aider à boire de petites gorgées. Evite les pailles, car le fait d'aspirer te fait avaler de l'air inutilement.

Mes petites astuces pour que cela soit plus agréable pour toi :

- Mets la au réfrigérateur.
- Aromatise la avec du Pulco par exemple ou un agrume pressé, de la menthe ou des aromates.
- Fais-y infuser des fruits frais.
- Fais-y infuser du thé ou de la tisane à froid (la veille).
- Les sirops, au quotidien, sont une mauvaise idée : ils contiennent soit beaucoup de sucre, soit des édulcorants et te font garder l'habitude d'avoir un goût sucré en continu.

L'hydratation se fera TOUJOURS à distance de tes repas : 30 min avant, JAMAIS pendant et 30 min après. En effet, si tu bois avant de manger, l'eau remplira ton estomac et tu n'auras plus de place pour manger en quantité suffisante. Si tu bois pendant ton repas, l'eau va faire gonfler les aliments ingérés et, avec le temps, ton estomac risque de se distendre. Enfin, boire juste après manger, c'est provoquer un trop plein et prendre le risque de te faire vomir.
Il est aussi formellement déconseillé (voire même interdit) de boire des boissons gazeuses (coca, champagne, cidre, eau gazeuse). Deux, trois fois par an maximum, lors d'évènements festifs, et en toute petite quantité, car celles-ci favorisent aussi la distension de l'estomac.
Ce sera aussi le cas pour ton petit déjeuner. Le matin si tu bois un café et que tu manges des céréales, des biscottes ou de la brioche tu fais trempette si tu veux, mais ce qu'il te reste de liquide dans ta tasse ou dans ton bol tu le bois 30 min après ! Et idem pour le pot au feu : soit tu le manges soit tu bois le bouillon (oui oui je sais tu vas dire que je suis très casse-pieds) ! Mais je te promets que c'est pour ton bien ! Et tu verras par la suite que ça va vite devenir une nouvelle habitude de vie.
Ah ! Et j'oubliais aussi l'apéro dinatoire ... décidément! Tu l'auras compris : soit tu bois un coup soit tu manges !

Mes astuces si tu as soif après manger : Suce un glaçon, mais assure toi de bien le laisser fondre de façon à ce que le peu d'eau avalé soit tiède. Vaporise toi de l'eau dans la bouche à l'aide d'un brumisateur que tu pourras laisser au frigo.

L'importance des collations

Depuis que tu es opéré(e) tu manges 3 voire 4 fois moins qu'avant. Pourtant, tu fais toujours la même taille et certes tes dépenses physiques diminuent quand tu perds du poids mais tu as toujours besoin d'énergie ! Ton corps va dans un premier temps manquer d'apports nutritionnels et notamment de protéines. Il est important que tu puisses demander à ton médecin de te prescrire une poudre hyper protéinée au moins pour le premier mois post op comme par exemple le PROTIFAR. Tu peux l'utiliser dans une soupe, un yaourt ou dans ton café. Elle altère un petit peu la texture mais pas le goût. Les shakes protéinés ne sont pas recommandés : ils sont soit bourrés de sucre, soit d'édulcorants !

Les collations vont te permettre de retomber sur tes pattes concernant les apports et surtout elles vont éviter à tes organes de fonctionner inutilement pour pouvoir te faire tenir toute la journée. Par ailleurs, des apports réguliers, équilibrés mais moins importants en termes de quantités permettent une sécrétion d'insuline à la fois moins importante et plus régulière, ta glycémie reste stable tout au long de la journée. Pour les personnes de confession musulmane ou chrétienne, il est fortement déconseillé de jeûner (et ce pour le reste de votre vie) même en période de ramadan ou de carême. Soyez en paix avec vous-mêmes mais aussi avec votre Tout-Puissant, il (ou elle !) saura vous pardonner et comprendre que votre santé ne vous le permet pas.

Par ailleurs, les collations vont te permettre de perdre du poids en évitant à ton corps de stocker. En effet, notre corps a une mémoire et si tu le laisses trop longtemps sans nourriture, il va garder tout ce qu'il peut de tes repas précédents et ça va ralentir ta perte. Il va se souvenir qu'entre midi et 19h par exemple, tu ne lui apportes pas ce dont il a besoin et va se sentir en danger. Alors que si tu lui donnes à manger à heures fixes, des collations saines et équilibrées, il va être beaucoup plus serein et de ce fait ne stockera pas. Ta perte sera alors beaucoup plus efficace dans la durée mais surtout beaucoup plus constante. N'attends pas d'avoir faim pour manger !

La collation ce n'est pas du grignotage : c'est une prise alimentaire voulue, programmée, régulière et équilibrée (protéine, féculent, fruits / légumes). Elle se prend, au même titre qu'un repas, dans un endroit calme, doucement et en étant assis(e). Elle est faite pour satisfaire les besoins de ton corps.

Le grignotage est une prise alimentaire non programmée, qui se prend de façon rapide et qui, dans la plupart des cas, n'est pas équilibrée. Il satisfait une envie et non un besoin. Il peut survenir lorsque tu es stressé(e), angoissé(e), triste, lorsque tu veux te "punir" de quelque chose ou que tu as besoin de réconfort par exemple (trauma). Si ça t'arrive trop souvent, n'attends pas que cela s'installe et consulte un(e) psychologue, celui ou celle de ton parcours, ou de ton choix. Il est fondamental pour une réussite à long terme d'être accompagné(e) dès que nécessaire.

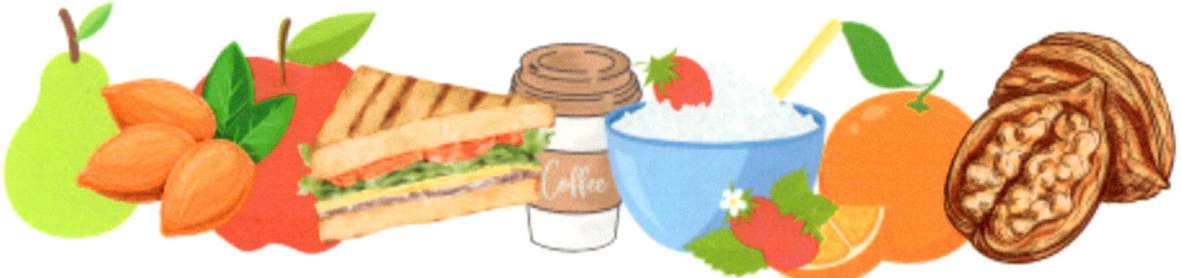

Comment réintégrer les morceaux

Tout d'abord, je te conseille d'introduire les aliments un par un. En effet, notre bébé estomac est aussi sensible que celui d'un nouveau né et il se peut qu'il ne tolère plus certains aliments. Ne fais pas de ratatouille pour ton premier repas gourmet, car si tu ne la digères pas, tu ne sauras pas quel aliment ne te convient pas ! Commence par un plat simple et équilibré (1 protéine, 1 féculent et 1 légume) et ajoute un nouvel aliment chaque jour jusqu'à diversification complète. Ça fait un mois que ton estomac n'a pas travaillé (si tu as eu une période liquide mixée) car lorsque tu bois ou manges semi-liquide, la digestion est minimale. Mange vraiment tout doucement et surtout prends le temps de bien mâcher pour permettre à ton système digestif de redémarrer en douceur. Manger trop vite peut être douloureux, surtout au début.

Il est important que tu puisses trouver ta satiété rapidement.

Mon conseil : quand tu sors de table, tu ne dois plus avoir faim, ne pas ressentir d'inconfort, de douleur ou de tiraillement, tu ne dois pas avoir la sensation d'avoir un parpaing dans l'estomac. Tu vas apprendre à reconnaître le moment où la dernière bouchée tu ne pourras pas l'avaler sous peine de finir la tête dans la cuvette !

Ne pèse pas tes assiettes, ça ne sert à rien !

Certains jour tu pourras manger 50 g et d'autres 100 g. Si on te donne comme objectif de manger 150 g à ton repas, mais qu'au bout de 100 g tu n'as plus faim, alors ne te force pas et arrête de manger, ça voudra dire que tu as atteint ta satiété. Peser aura été inutile puisque tu n'auras pas tout fini !

Dans le cas inverse, tu pèses ton assiette, 150 g, mais tu sors de table en ayant toujours faim, ça voudra dire que tu n'as pas écouté ton corps et donc que tu n'auras pas atteint ta satiété. Peser aura donc encore été inutile. Par ailleurs, sortir de table en ayant faim peut par la suite engendrer des grignotages.

Il est complètement NORMAL de ne plus ressentir la faim suite à ces opérations. Lors de l'intervention (sleeve comme by-pass), le chirurgien te supprime une grande partie de l'estomac qui fabrique la ghréline (l'hormone de la faim) et réduit ce signal. La faim "physique" (estomac qui gargouille ou qui réclame), tu la sens toujours, c'est la faim "physiologique" qui est quasiment inexistante. Ce que tu ressens alors à ce moment-là, ce sont des envies, mais pas une réelle faim (nous sommes, encore une fois, tous différents face à cette sensation) et il est très compliqué une fois opéré(e) d'arriver à faire la différence entre les deux. La partie de l'estomac qui produit la ghréline se reconstruit en moyenne entre 12 et 18 mois après l'opération.

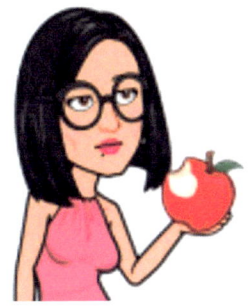

Une assiette équilibrée et de qualité

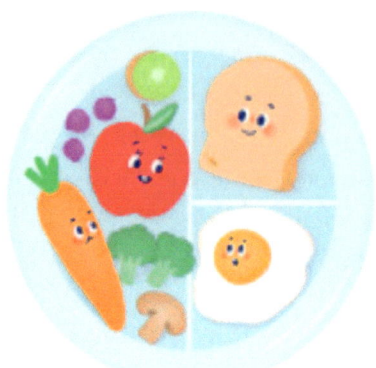

Mes conseils pour une réussite assurée :

Dans une assiette à dessert, sers-toi:
- 1/3 de protéines (sans peser)
- 1/3 de féculents (sans peser)
- 1/3 de légumes (sans peser)
et mange à satiété.

Afin d'avoir un repas adéquat après une chirurgie bariatrique, je te conseille de manger tes aliments dans cet ordre. Si tu n'as plus faim, ce sont les légumes qu'il faudra laisser dans l'assiette. C'est d'eux dont tu as le moins besoin et malgré leur utilité notamment pour le transit et la digestion du sucre, ce sont eux les moins nourrissants. L'aliment le plus important pour toi maintenant, c'est la protéine, elle va t'éviter une trop grosse fatigue, une trop grosse perte musculaire et surtout la dénutrition. Ensuite le féculent va te servir de "rassasiant", te donner de l'énergie et te permettre de ne pas avoir faim entre ton repas et ta collation. Enfin, les légumes sont aussi importants, ils contribuent au bon fonctionnement de ton transit, te donnent des vitamines et des fibres, qui sont très importantes notamment pour une bonne digestion du sucre. Attention il faudra donc manger des légumes à tous les repas quand ce sera possible. Simplement, au début, lorsque l'on a du mal à manger, on les consomme en dernier. N'oublie pas de varier tes matières grasses, elles apportent à ton corps des acides gras, des vitamines et ont toutes un rôle et un intérêt pour ton organisme. Les seules matières grasses à éviter le plus possible sont les graisses transformées que tu trouves dans les préparations industrielles (plats préparés, margarine etc.) qui sont mauvaises pour la santé. Mais sinon, les graisses simples, naturelles, ne sont pas interdites, elles sont à consommer avec modération !

Mes petites astuces :
- Il n'est pas rare après l'opération d'avoir énormément de mal à digérer les féculents (pâtes, riz, semoule, pain...), je te conseille donc vivement de favoriser les féculents complets. Moins sucrés, moins riches, avec beaucoup plus de fibres et surtout plus digestes.

La journée alimentaire type de l'âme de Cœur

Je te donne ici un exemple de journée type alimentaire qui est la mienne :

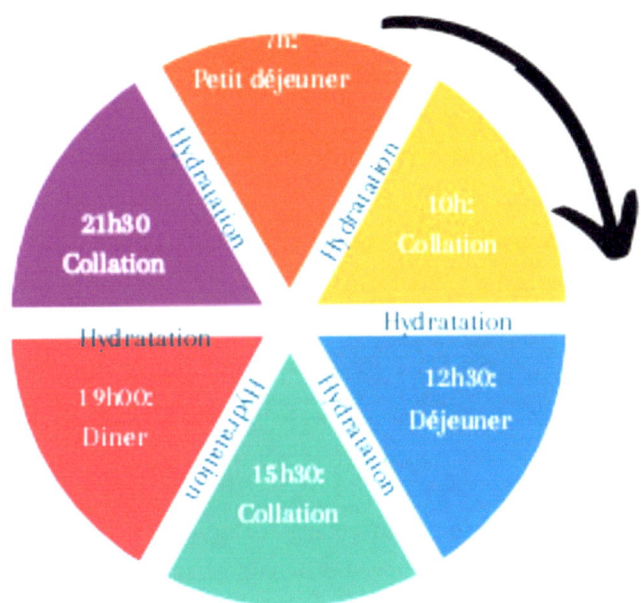

Tu dois pouvoir manger toutes les 3 heures environ, toujours des repas sains et équilibrés, tout comme les collations. Si entre deux prises alimentaires tu es pris(e) d'envie de grignoter, n'hésite pas à manger une poignée d'oléagineux par exemple. Par ailleurs, pense à boire ! Lorsque ton estomac est plein d'eau, la faim à tendance à diminuer ! Tu peux aussi manger une tranche de blanc de dinde par exemple ou un œuf, un morceau de fromage qui vont amener des protéines supplémentaires. Tu l'auras compris, manger peut devenir un atout santé autant qu'un plaisir si l'on mange sain, varié et équilibré !

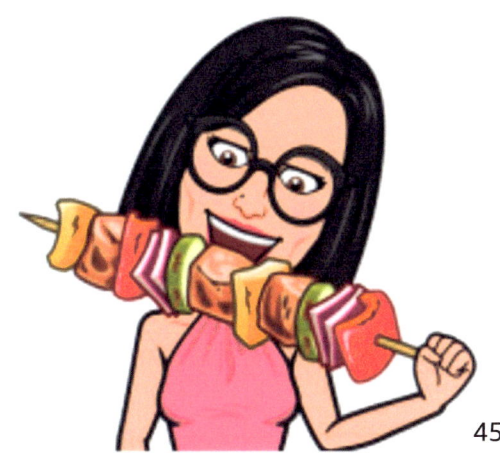

Mes techniques d'organisation : courses, repas, budget

Vous avez été très nombreux à me demander l'organisation de "ma vie alimentaire", mes méthodes de conservation et mon budget pour les courses. Tu trouveras en annexes divers tableaux vierges (que tu pourras réimprimer à volonté). Des inventaires, des menus à faire à la semaine ou au mois, des fiches avec tous les fruits et légumes répertoriés par saison.

En début de mois, je fais 3 ou 4 paniers anti gaspi. Toutes les semaines, j'établis mon menu pour les 7 jours à venir (annexe page 163 et 164). Je me sers pour cela des mes fiches inventaires (annexe page 165 à 167), afin de pouvoir faire un roulement avec les denrées que j'ai déjà dans mes placards, mon frigo, ou que j'ai pu avoir dans les paniers. Faire les courses une fois par semaine ou une fois tous les 15 jours, permet de pouvoir profiter des promos du moment. Tous les mercredis, lorsque je suis en heures creuses (électricité moins chère), je fais du batch cooking : ça consiste à préparer tous les repas de la semaine en une journée. Je les conserve dans des boites en verre sous vide (ZWILLING) et au frigo. De ce fait, je fais des économies d'électricité et je gagne énormément de temps puisque je ne cuisine plus tous les jours. Cela me permet également de ne pas manger le même repas deux fois dans la même journée et de manger frais. Depuis que j'utilise toutes ces astuces, je mange bien plus équilibré et je gaspille beaucoup moins !

Afin que ton budget courses soit acceptable, il faut impérativement consommer des fruits et légumes de saison. (annexe page 149) En effet, tout ce que tu achèteras et qui ne sera pas de saison sera beaucoup plus cher et beaucoup moins bon. De ce fait, chaque été, j'achète des fruits et légumes en grosses quantités que je coupe, râpe, ou cuisine pour en profiter aussi en hiver (sauce tomate avec de la bonne tomate, poivrons émincés, fraises pour faire des tartes) et vice-versa l'hiver, je prépare mes fruits et légumes pour en avoir toute l'année.
Il faut savoir que les fruits et légumes frais de saison coûtent moins cher que les fruits et légumes en boites ou surgelés, ils sont meilleurs en goût et pour ta santé !
Ils se conservent très longtemps au congélateur.

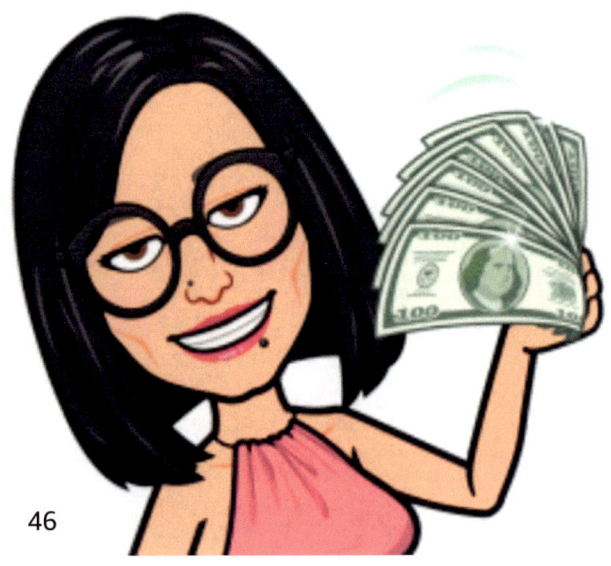

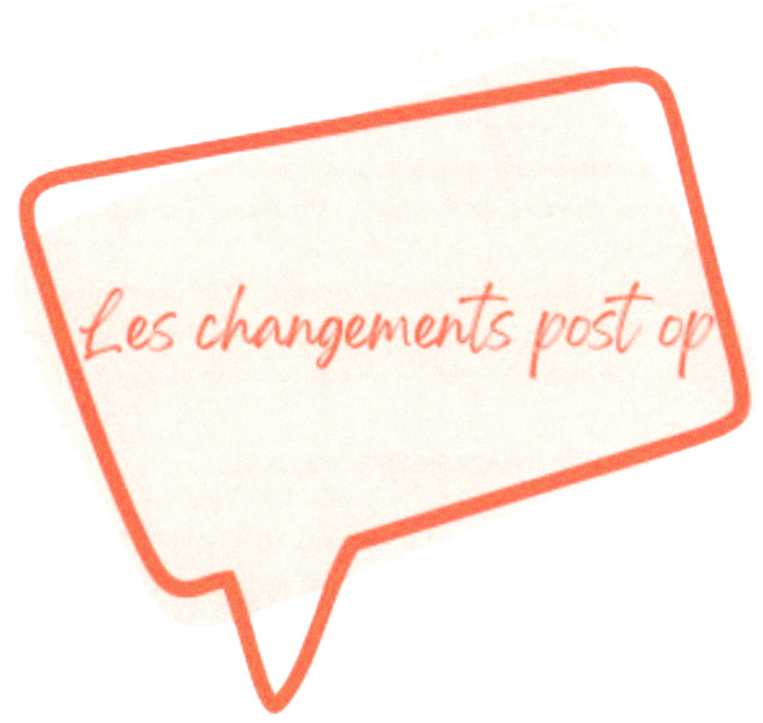

Les désagréments du quotidien

Ici, je t'informe de tout ce que tu dois savoir sur les non-dits de ces interventions et les désagréments que tu peux rencontrer au quotidien. Il ne faut pas se voiler la face : il peut y avoir des désagréments, des mauvaises surprises. Ce livre est là aussi pour t'informer sur ce que personne ne te dit avant d'être opéré(e). En effet, nous sommes souvent peu ou mal informée)s, mais ce sont des choses à savoir car il va falloir vivre avec si tu y es confronté(e).

Tu peux avoir mauvaise haleine les premiers mois post op' :
Personne ne se lève le matin en ayant une haleine fraîche qui fait rêver. Je dirais même qu'on a une haleine de poney, il faut dire ce qui est ! Eh bien là, ce sera pareil mais même en journée. La mauvaise haleine est un effet secondaire commun de la chirurgie bariatrique et digestive. Il existe un certain nombre de raisons pour lesquelles cela se produit, y compris la restriction alimentaire (diminution des quantités) et les reflux. Après la chirurgie, notre flore digestive est complètement perturbée par l'anesthésie, une alimentation un peu déséquilibrée au début ainsi qu'une moindre hydratation. Tous ces facteurs favorisent le développement des bactéries responsables de ces odeurs. Ce déséquilibre de la flore peut également entraîner une mycose buccale. Le diagnostic est établi par un prélèvement en laboratoire et un traitement adéquat prescrit par le médecin.
Mes astuces : Brosse toi les dents et la langue trois fois par jour et termine par un bain de bouche au bicarbonate. En effet, les bactéries se développent aussi sur la la langue et dans toute la cavité buccale. Fais en sorte d'avoir sur toi des pastilles à la menthe (pas de chewing-gum).

Il est possible que ton ventre gargouille beaucoup durant les repas :
Tu as déjà essayé d'élever des grenouilles ? Pas la peine. À chaque repas ça sera un concerto de grenouilles dans ton ventre. Ces symptômes sont classiques après ce type de chirurgie mais ils sont difficiles à traiter. Parfois, certains aliments identifiables déclenchent des crises de borborygmes (gargouillis) : aliments qui fermentent (choux, haricots secs etc.), ou riches en eau (crudités par exemple). Mais le plus souvent ces troubles surviennent sans cause identifiable et ne diminuent pas toujours avec le temps ; tu devras apprendre à vivre avec. Tu te sentiras certaines fois gêné(e), lorsque tu seras au restaurent ou que tu mangeras en public, mais ne t'inquiète pas ce n'est pas invivable et les personnes de ton entourage s'y feront.
Mes astuces : Identifie si possible les aliments qui intensifient tes gargouillis, mange lentement en fermant la bouche lors de la mastication pour ne pas avaler trop d'air et ne consomme pas de boissons gazeuses. Mange dans un endroit calme, sans agitation autour, car c'est aussi un facteur de stress qui peut accentuer ces bruits. Et si tu te retrouves au centre de l'attention à cause de bruits inconvenants, accuse ton voisin, ou même le chien :)

La fatigue intense après un repas :

Il est fort probable qu'après avoir mangé tu te transformes en une marmotte atteinte de narcolepsie. Beaucoup de personnes opérées de chirurgie bariatrique ressentent une fatigue digestive mais ce n'est pas systématique. Elle est provoquée par la digestion (qui est devenue un peu plus difficile), en particulier par le vol splanchnique : le sang afflue vers le système digestif et délaisse les autres organes, notamment le cerveau. Ces mécanismes digestifs parfois complexes favorisent l'endormissement et le sommeil. Tu vas me dire "ça fait la même chose lorsqu'on n'est pas opéré". Oui tu as raison mais pour y être confrontée à la fin de chaque repas, je trouve la sensation beaucoup plus forte depuis mon opération. À l'inverse, on peut ressentir moins de fatigue digestive après l'opération grâce à la régulation de la consommation de sucre.

Mes astuces : mange lentement, favorise les sucres complexes (avec des fibres : féculents et céréales complets, fruits entiers) et autorise toi une micro sieste lorsque tu en as la possibilité ou à contrario motive toi pour aller faire une marche. Le fait d'être en activité permet d'accélérer la digestion et de se sentir mieux.

Tu peux avoir des problèmes de transit :

Effectivement, il se peut que tu passes beaucoup de temps sur le trône ! (eh oui c'est la place d'une reine ou d'un roi) ! ou au contraire pas assez ! Et ça peut devenir la guerre, comme ça peut l'être parfois pour la salle de bain !

Mes astuces :

En cas de constipation :
- Augmente ta prise de légumes riches en fibres.
- Pense à consommer un peu de gras (non transformé) lors de tes repas.
- Bois du jus de pruneaux, ou mange des pruneaux.
- Utilise des suppositoires de glycérine, du LANSOYL ou de la TAMARINE.
- Bois de l'HEPAR ou de la CONTREX, ou toute eau chargée en magnésium.
- Si ça persiste, demande à ton médecin de te prescrire des laxatifs.

En cas de diarrhées (plus fréquent en cas de by-pass) :
- Exclu les légumes riches en fibres de ton alimentation quelques jours le temps que ça revienne à la normale.
- Favorise la prise de féculents.
- Bois de l'eau de cuisson de riz.
- Mange des bananes.
- Si ça persiste parles en à ton chirurgien qui te prescrira des médicaments pour y remédier.

Tu pouvais avoir comme pratique de boire du coca pour arrêter la diarrhée, sache que ce n'est plus une bonne idée, même si tu le fais dégazer !

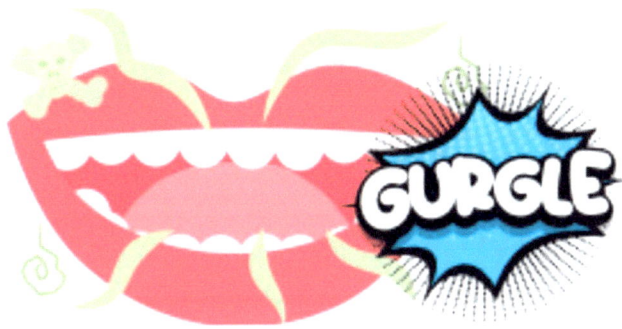

Tu risques d'avoir froid :

Ce n'est absolument pas un mythe ! Tu risques très probablement de te transformer en esquimau qui malgré 50 couches de vêtements ou de couvertures n'arrivera pas à se réchauffer ! Et si tu es dans mon cas, même l'été c'est limite !

Lorsque tu es obèse, tu es pourvu(e) d'une couche de graisse qui se situe juste sous ta peau. Cette graisse sous-cutanée joue un rôle "d'isolant" pour te protéger du froid. Dès le premier mois suivant la chirurgie la quantité de graisse diminue et la protection qu'elle t'apportait aussi ! Par ailleurs, après l'opération, tu manges très peu, tes apports énergétiques sont considérablement réduits. Ton corps va donc avoir moins de calories à brûler, il va se concentrer sur le plus important et diriger les apports vers tes muscles, tes organes et il aura du mal à te réchauffer. Bref, le thé, la tisane et la bouillotte seront tes meilleurs amis !

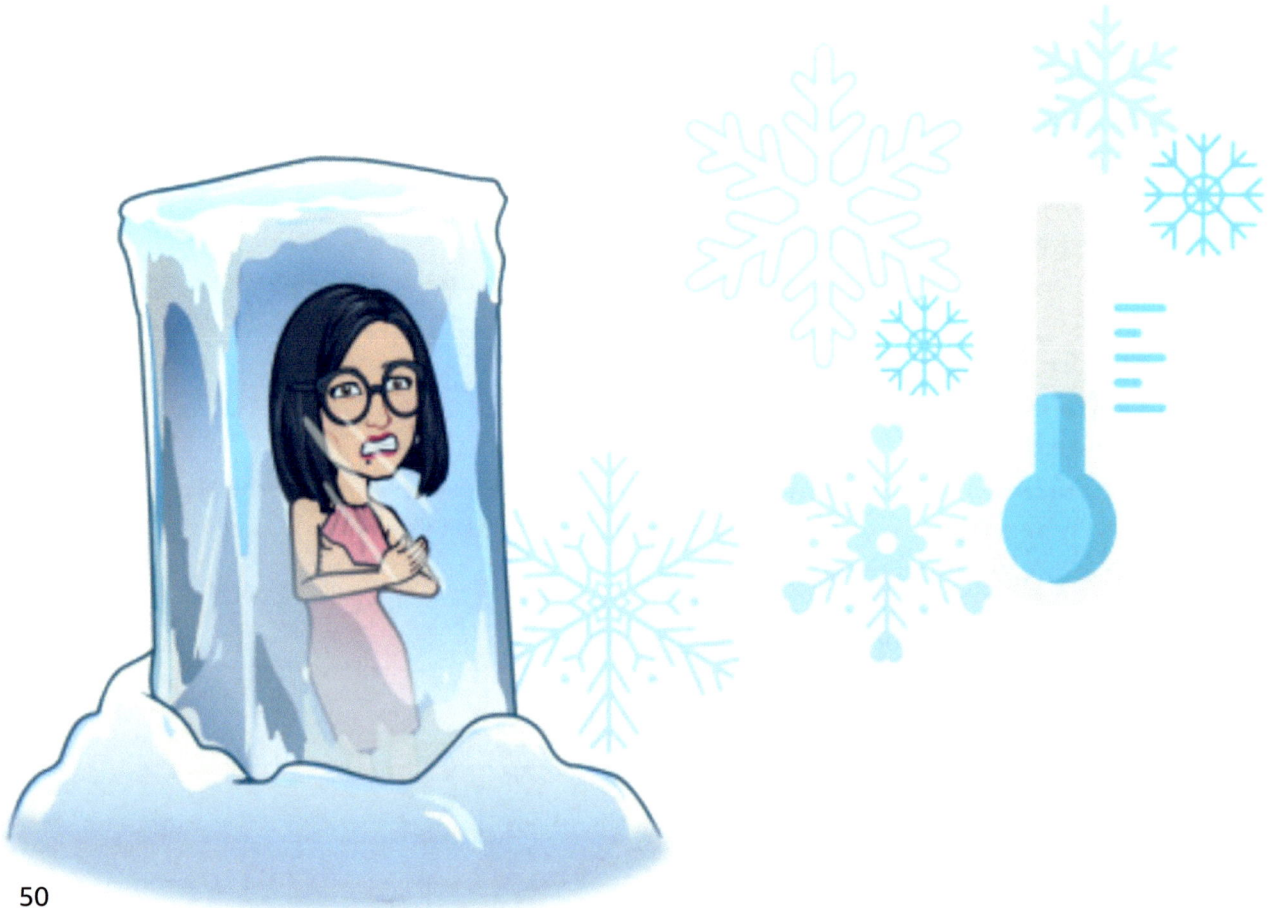

Mes astuces :
- Je dors avec un plaid chauffant / une bouillotte (les deux même parfois !).
- J'utilise un blouson chauffant l'hiver (rechargeable par USB).
- Je porte toujours un legging isolant sous mes pantalons.
- Je porte toujours un sous-pull isolant sous mes pulls.
- Je bois une tisane bien chaude 2 h avant d'aller me coucher (pour ne pas être gênée par les reflux).
- Je prends un(e) bon(ne) bain / douche chaud(e) avant d'aller me coucher.

Même au resto, tu ne pourras pas finir tes assiettes :

Il se peut que les serveurs te demandent "vous n'avez pas apprécié votre repas ?"
"Mais bien sûr que si Monsieur, mais j'ai l'estomac qui fait la taille de celui d'un bébé d'un an !"
Il ne faut pas avoir honte. La chirurgie bariatrique est maintenant très connue et les restaurateurs le savent. Certains restaurants (la liste exhaustive n'existe pas encore en France), proposent même des menus adaptés pour nous (ils se font tout de même encore rares). De toutes façons, tu peux demander un doggy bag. Ils sont obligés de t'emballer les restes de ton repas pour que tu puisses le ramener chez toi si tu le demandes, c'est la loi. Ainsi tu évites le gaspillage et tu pourras profiter du reste de ton repas plus tard !

Mes astuces :
- Prends un plat unique et pique une bouchée d'entrée et une bouchée de dessert dans l'assiette de la personne qui t'accompagne si tu le souhaites.
- Demande un doggy bag au serveur.
- Consomme des aliments que tu as l'habitude de manger et que tu as déjà réintroduits dans ton alimentation. Ne prends pas un plat trop riche afin d'éviter une digestion compliquée ou un dumping qui viendrait gâcher ce moment.
- Ne t'empêche surtout pas d'y aller. Je t'assure que c'est vraiment rentré dans les mœurs et ça ne doit pas être un frein pour toi.

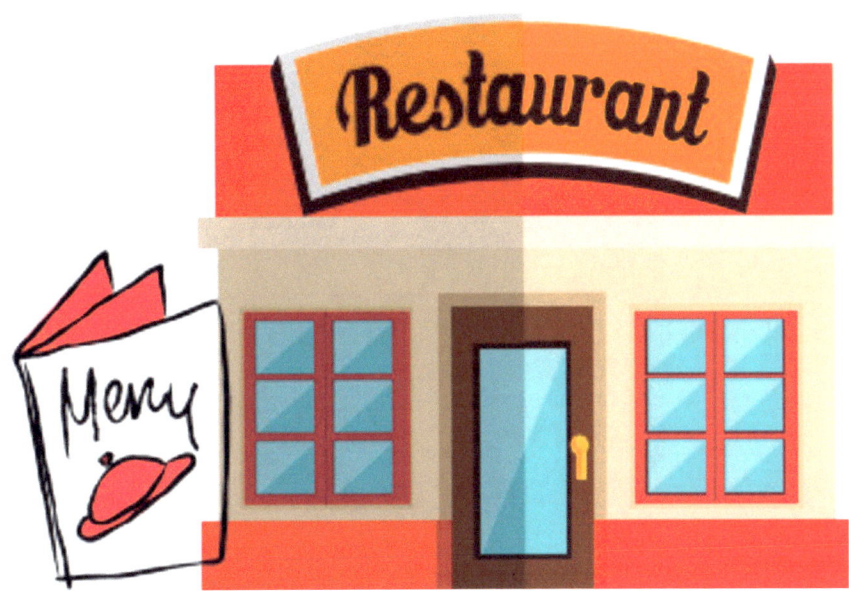

Baisse de moral et petite déprime post op'

Il est possible que quelques jours ou semaines après ton intervention tu aies un petit coup de mou, le moral dans les chaussettes, que tu te sentes fatigué(e) et / ou un peu déprimé(e). Si tu es concerné(e) ne t'inquiète pas c'est complètement normal. D'une part à cause de la diminution de tes apports alimentaires journaliers, ce qui peut te fatiguer, mais aussi parce que tu commences à te poser tout un tas de questions sur l'efficacité de cette opération. Toute cette fatigue accumulée peut considérablement jouer sur tes humeurs. Il faut comprendre également qu'au même titre qu'une femme qui fait un baby blues après un accouchement, les hormones après une chirurgie bariatrique sont vraiment perturbées et peuvent largement jouer sur ton moral. Ensuite, tu as réduit considérablement ta consommation de glucides (sucres). Or les glucides jouent un rôle sur la sérotonine. La sérotonine, c'est l'hormone du bien-être, un neurotransmetteur qui agit notamment sur la régulation du sommeil, de l'appétit, de la perception de la douleur, de la température du corps, de la libido, de la vigilance et de l'humeur. Tu l'auras compris, ce petit coup de mou peut réellement venir de ton opération ! Attention aussi au manque de lumière du jour, n'hésite pas à sortir et s'il fait gris de t'offrir une lampe de luminothérapie, c'est un autre moyen naturel de fabriquer ta sérotonine et de te remonter le moral !

Avant l'opération, tu te réfugiais peut-être dans la nourriture quand tu étais triste, seul(e), peiné(e), angoissé(e). Mais après cette chirurgie les quantités sont considérablement restreintes, tu manges moins et tes goûts peuvent avoir changé. Tu peux avoir le sentiment de ne plus avoir ton "doudou" et être un peu perdu(e).

Cette période peut durer plus ou moins longtemps. En règle générale une semaine voire 15 jours. Si tu y es confronté(e) et que tu vois que ça persiste, n'hésite absolument pas à consulter le ou la psy qui t'a accompagné(e) durant ton parcours ou celui ou celle de ton choix, il ou elle saura t'aider !

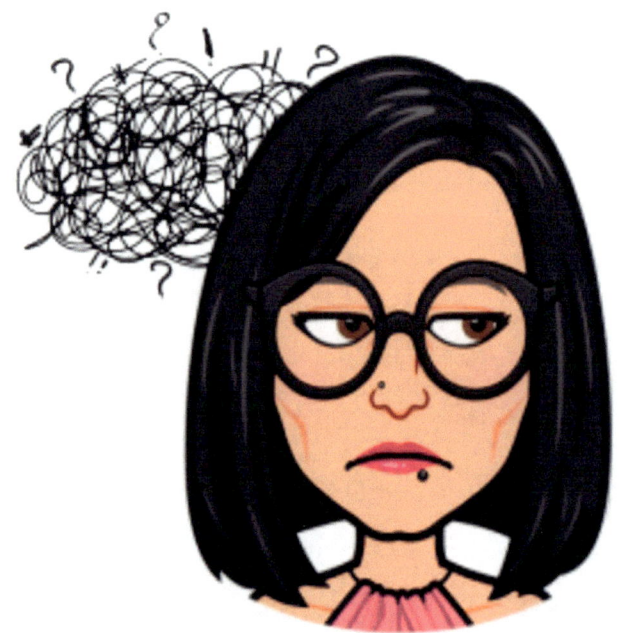

La sexualité

Je suis une personne plutôt ouverte d'esprit et j'estime qu'il est important d'en parler sans tabou car il peut y avoir quelques changements, même à ce niveau là !

Dans un premier temps tu vas te demander quand reprendre une activité sexuelle. Tu as été opéré(e) de l'estomac et pas d'ailleurs !! Donc aucune contre indication, reprends doucement dès que tu t'en sentiras capable et que tu seras à l'aise dans tes mouvements et moins douloureux(se).

En étant obèse, on se sent généralement mal dans son corps. Tu t'assumes peut-être, mais ce poids est inconfortable et gênant. Tu ne t'en rends pas encore compte, mais je t'assure que quand tu auras perdu déjà ne serait-ce que 10 kilos, tu seras plus à l'aise avec les mouvements et ça te demandera beaucoup moins d'efforts physiques. Tu oseras beaucoup plus de choses et de positions parce que tu auras repris confiance en toi et parce que ton corps te le permettra. La relation que tu auras avec ton corps sera beaucoup plus agréable et la relation avec le corps de ton / ta partenaire différente.
Il est donc possible que tu ressentes une plus grande aisance et une augmentation de ta libido, de tes désirs sexuels et le désir d'essayer de nouvelles choses.

Mais ! (parce qu'il y a un mais sinon ça ne serait pas drôle), tu peux aussi ressentir l'effet inverse. C'est à dire une perte ou une baisse de ta libido. Cette baisse est provoquée dans un premier temps par la fatigue. La perte est certaines fois vertigineuse et le manque d'apports nutritionnels peut te fatiguer énormément. Aussi, durant une perte de poids rapide, nos hormones en prennent un coup. Tout notre corps est impacté par la nouvelle "coupe" de bébé estomac. Un peu plus tard, lorsque tu auras perdu beaucoup de poids, il est possible que tu te sentes à nouveau mal à l'aise et complexé(e) parce que ta peau est distendue.

Il est aussi possible que tu ne ressentes pas de changement, bien évidemment ce n'est pas systématique, mais, si ça t'arrive, tu pourras repenser à ce chapitre ! N'hésite pas à discuter avec ton / ta partenaire de ces changements pour pouvoir mettre des choses en place afin de relancer le sport en chambre si besoin !

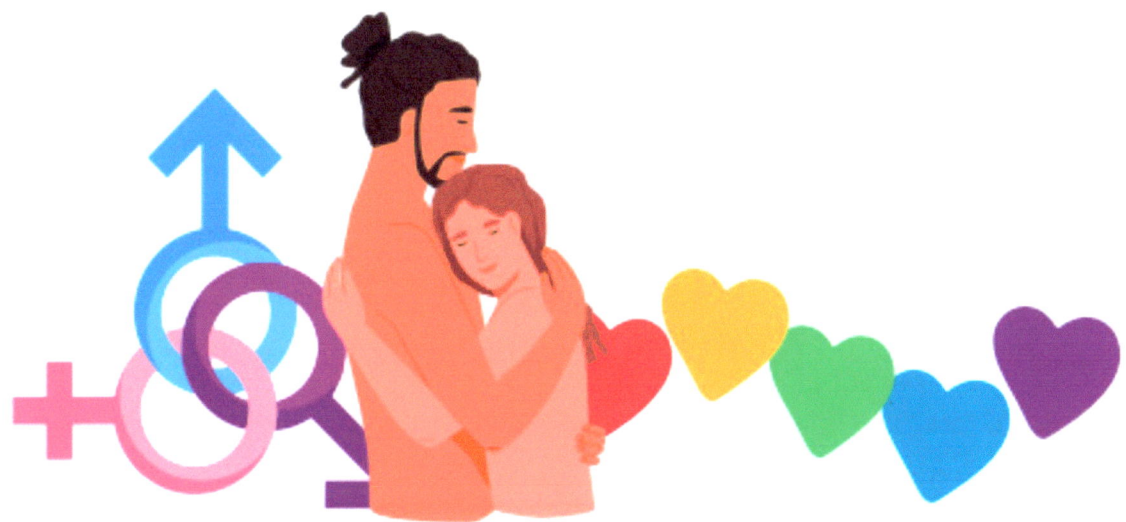

Parlons sport !

Le sport est très important et surtout après une chirurgie contre l'obésité. Ta perte de poids n'est pas uniquement due à une diminution de masse graisseuse, mais aussi à une perte de masse musculaire. Faire du sport va te permettre de réduire ta fatigue, de retrouver une bonne condition physique, de rebooster ton métabolisme et de limiter le relâchement de la peau. Tu peux perdre du poids sans faire de sport mais c'est un atout santé essentiel et un vrai rempart contre la reprise de poids à long terme alors ne le néglige pas !

La reprise du sport se fait sur avis médical et en règle générale entre 4 et 8 semaines post op'. Je te recommande vivement de demander une ordonnance de séances de kiné à ton chirurgien pour le 1er mois post op'. Cela te permettra de contrôler ta perte musculaire et de travailler sur tes postures qui changent avec la perte de poids et peuvent occasionner des douleurs. Tu pourras en parallèle commencer doucement par de la marche, 15 min, 2 à 3 fois par jour, du vélo (mais sans montée pour ne pas forcer sur les abdominaux) et des exercices de mobilité et de souplesse (étirements et exercices de respiration).
Tu ne devras pas te baigner le premier mois afin que la cicatrisation de tes points soit optimale. L'eau ramollit les chairs et de ce fait empêche une bonne cicatrisation, voire rouvre les cicatrices.
À partir du 2ème mois post op', je te conseille de commencer à travailler le cardio un jour sur deux et modérément et à partir du 3ème mois, le renforcement musculaire. Il est bien de faire au minimum 3 séances de sport par semaine pour garder un bon rythme. Tu pourras t'inscrire dans une salle de sport (facultatif) ou faire les exercices que je vais te présenter depuis chez toi. Et n'oublie pas de marcher tous les jours !

Ton programme sportif le 1er mois post op':

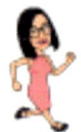 Marche, 10 à 15 min, 3 fois par jour et à ton rythme

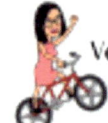 Vélo à ton rythme, sans forcer, quand tu en auras l'occasion

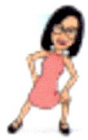 Exercices d'étirement et de respiration 1 ou 2 fois par jour

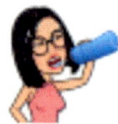 Pense à bien t'hydrater

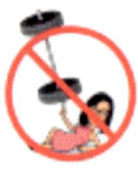 Tu ne devras rien porter de lourd afin de ne pas trop solliciter la ceinture abdominale (mon chirurgien m'interdisait même de porter 1 L. d'eau)

Chirurgie bariatrique : Demain t'appartient

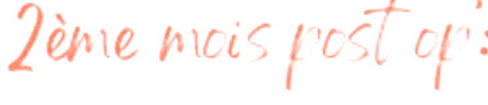

Module 1 :

1 min de repos X 4

Échauffements

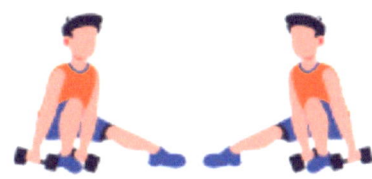

Fente : 20 répétitions

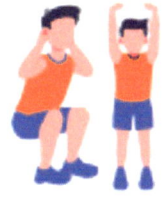

Snap / Jump : 20 répétitions

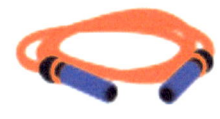

Corde à sauter : 1 minute

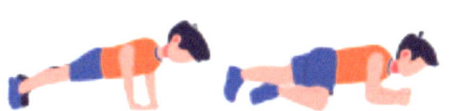

Escalateur : 20 répétitions

Module 2 :

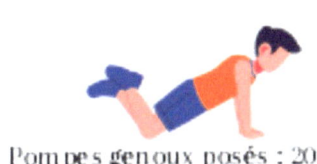

Pompes genoux posés : 20 répétitions

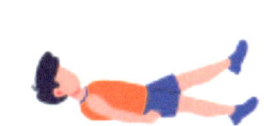

Les ciseaux : 20 répétitions par jambe

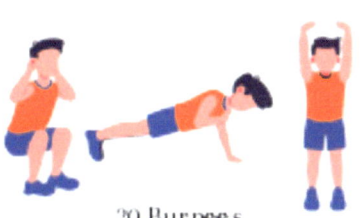

20 Burpees

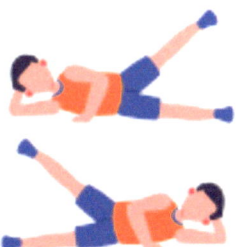

20 ciseaux latéraux

Module 3 :

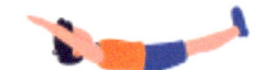
Lever simultanément bras et jambes : 20 répétitions

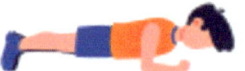
La planche : 1 min

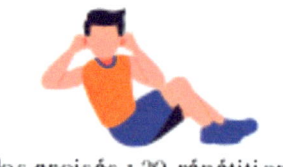
Abdos croisés : 20 répétitions

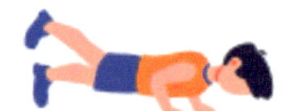
Lever de jambes : 20 répétitions

Module 4 :

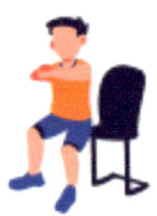
La chaise : 20 répétitions

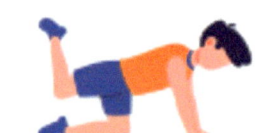
Lever de jambe au sol : 20 répétitions

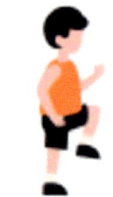
Lever de jambes dynamique : 20 répétitions

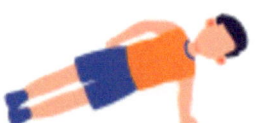
Gainage : 5 seconde à reproduire 20 fois de chaque coté

Étirements

3ème mois post op :

Module 1 :

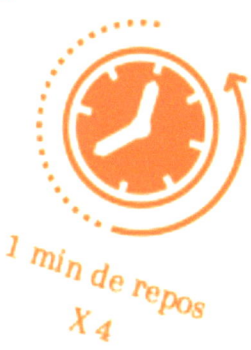
1 min de repos X 4

Échauffements

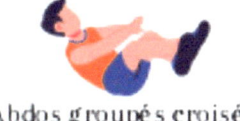
Abdos groupés croisés : 20 répétitions

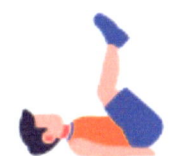
Lever de jambes et de bassin : 20 répétitions

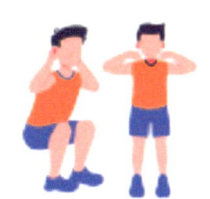
Squat : 20 répétitions

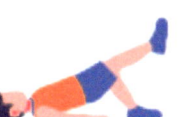
Lever de jambes simultané : 20 répétitions

Module 2 :

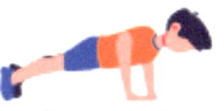
Pompes : 20 répétitions

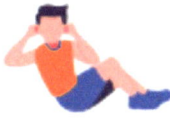
Abdos : 20 répétitions

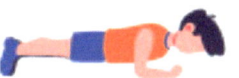
Planche : 30 secondes

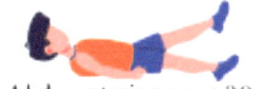
Abdos et ciseaux : 20 répétitions

Module 3 :

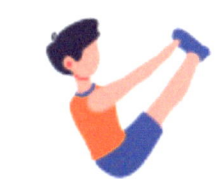
Abdos jambes tendues : 20 répétitions

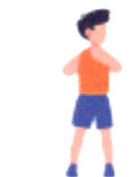
Rotation dorsale : 20 répétitions

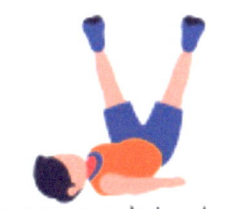
Ecartement de jambes : 20 répétitions

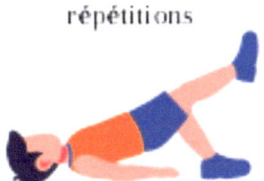
Gainage : 20 répétitions

Étirements

Prends soin de ta peau

Après une chirurgie bariatrique, tu peux, si nécessaire et sous certaines conditions, avoir recours à de la chirurgie réparatrice. Ceci dit, cela reste encore une chirurgie importante, avec une anesthésie générale et il y a quand même des moyens de "limiter la casse" et d'éviter de repasser sous le bistouri.

Bien entendu, beaucoup de critères rentrent en jeu, notamment celui de l'âge, car plus tu vieillis moins ta peau est élastique et plus elle aura tendance à pendre. Tout dépendra également du poids que tu auras à perdre et que tu auras perdu ainsi que de la vitesse à laquelle tu vas le perdre. Il va de soi que plus tu vas perdre et plus le surplus de peau sera important. Dans la mesure du possible, il est bien de pouvoir contrôler sa perte. Je sais, on est tous très pressés de maigrir vite, mais il faut savoir que plus ça va vite, plus ça traumatise ta peau et moins elle a le temps de pouvoir travailler son élasticité.

Mes conseils :

- Fais du sport à partir de 1 mois post op. Du sport doux pour commencer comme de la natation ou du vélo. À partir du 3ème mois post op tu pourras reprendre le sport un peu plus intensif.
- Hydrate toi le plus possible. L'eau joue sur l'élasticité de ta peau !
- Masse toi trois fois par jour avec une crème hydratante / nourrissante. Il est inutile d'acheter des crèmes hors de prix qui te promettent des effets magiques, de sérum etc. etc. ça n'existe pas ! La crème la plus basique qui soit, si elle est appliquée trois fois par jour de manière énergique sur les zones à risque jusqu'à pénétration complète fera très bien le job !

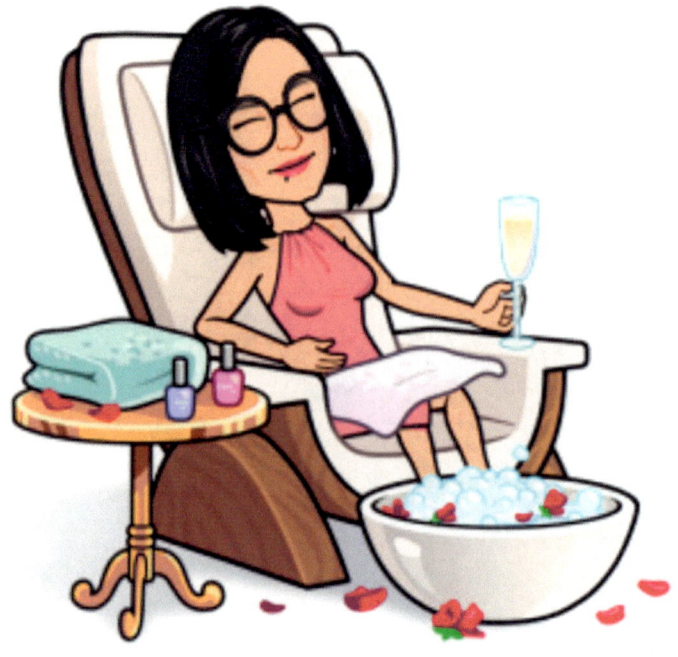

Prends confiance en toi et accepte toi !

La perte de poids a été rude ! Tu remarques beaucoup de changements et tu ressens beaucoup de bonheur et de fierté d'y être arrivé(e). Je suis TRÈS FIÈRE de toi aussi !

Cependant, il se peut que ton regard sur toi-même soit encore très négatif. Il faut que tu apprennes à parler à "ton petit garçon" ou à "ta petite fille" d'avant et que tu lui dises "CE N'EST PLUS TOI QUI DÉCIDES ! C'est la Nouvelle personne que je suis qui commande !" Les traumas (et l'obésité en est un) sont difficiles à gérer.

Ne te compare pas aux autres que ce soit pour ta perte, pour ton alimentation, tes quantités ou ton corps. Nous avons tous un corps différent et des réactions diverses face à tous ces changements. Une personne pourra perdre 20 kg alors que toi 10, mais ce n'est pas grave le principal c'est d'aller à ton rythme, sainement, d'être serein(e) et surtout de ne pas te mettre la pression pour atteindre ton objectif final !

Certaines fois tu risques d'être très déçu(e), lorsque du personnel soignant ou des médecins (ignorant que tu as reçu une chirurgie) te diront "essayez de perdre du poids pour votre santé". Tu seras aussi très triste quand on te dira "tu as choisi la solution de facilité en passant par l'opération" alors que même après avoir perdu du poids et mis en place tous ces changements de vie tu ne t'aimes pas. Mais toi seul(e) sait pourquoi cette opération était nécessaire ! C'est toi seul(e) qui as parcouru tout ce chemin semé d'embûches et qui vit avec les désagréments du quotidien. Et ça doit être l'une de tes plus grandes fiertés d'en être arrivé(e) là.

Peut-être que tu te déplais parce que ta peau pend un peu, voire beaucoup. Oui, tu as maigri, mais maintenant ça te dégoûte et tu complexes là-dessus. Mais dis-toi que ce surplus de peau, il s'enlève et qu'il représente "l'enveloppe" de celle / celui que tu étais il y a encore quelques mois de cela. Ne t'inquiète pas, il y a une solution. Tu peux avoir recours à la chirurgie réparatrice, prise en charge par l'assurance maladie selon certains critères comme être stabilisé(e) avec un IMC normal ou proche de la normale. Ce sont encore des étapes psychologiques compliquées à gérer. N'hésite pas à consulter ton / ta psy si ton image te déplait toujours après avoir perdu de nombreux kilos. Certaines personnes ne se rendent pas compte du chemin qu'elles ont parcouru, parce que leur regard vis à vis d'elles-mêmes n'a pas changé : il s'agit de dysmorphophobie, ne pas se voir tel que l'on est.

N'oublie pas de t'aimer et de te complimenter afin d'être moins dur(e) avec toi-même. Prends du temps pour toi, pour ton corps ! Maquille toi (oui messieurs, vous aussi si vous le souhaitez !), fais les boutiques, fais toi masser, prends des bains moussants, ou tout petit plaisir qui pourra te faire du bien et t'aider à te sentir bien dans ton nouveau corps.

Les addictions
Alcool, tabac, drogue

Pour nous, anciens obèses, la nourriture, particulièrement le sucre, était très souvent une addiction. Tu fais tout comme il faut afin de combattre cette addiction, mais il faut garder à l'esprit qu'une dépendance peut vite se remplacer par une autre. Il est prouvé que l'opération accentue notamment le risque d'alcoolisme !

Il faut éviter de consommer de l'alcool régulièrement pour plusieurs raisons :
- C'est très sucré et calorique.
- L'alcool agresse ton bébé estomac et peut occasionner des brûlures et du reflux.
- Après un by-pass la dérivation intestinale accélère la digestion : l'alcool arrive dans le sang beaucoup plus rapidement et ses effets montent beaucoup plus vite. Entre ça et la perte de poids, ton seuil de tolérance n'est plus du tout le même ! Donc attention à ne pas entrer dans un cercle vicieux et attention aussi si tu prends la route : un seul verre peut te rendre pompette et faire vriller un alcootest !

Le tabac lui, n'est déjà pas conseillé avant l'intervention, (il augmente le risque anesthésique et diminue la qualité de la cicatrisation), mais une fois opéré(e), il va favoriser les reflux et brûlures d'estomac. Il n'est donc pas interdit de fumer après une chirurgie bariatrique (attendre au moins 2 mois), mais ça peut être l'occasion d'arrêter définitivement, ce que tu t'étais toujours promis ! Tu peux au moins réduire ta consommation, ce sera meilleur pour ta santé et le bien-être de ton bébé estomac. Concernant les produits illicites tels que le cannabis par exemple, au même titre que l'alcool, attention aux effets décuplés en cas d'ingestion à la dépendance ! Par ailleurs nous ne mangeons pas beaucoup et les premiers mois, la fatigue est très présente, les effets en sont accentués.

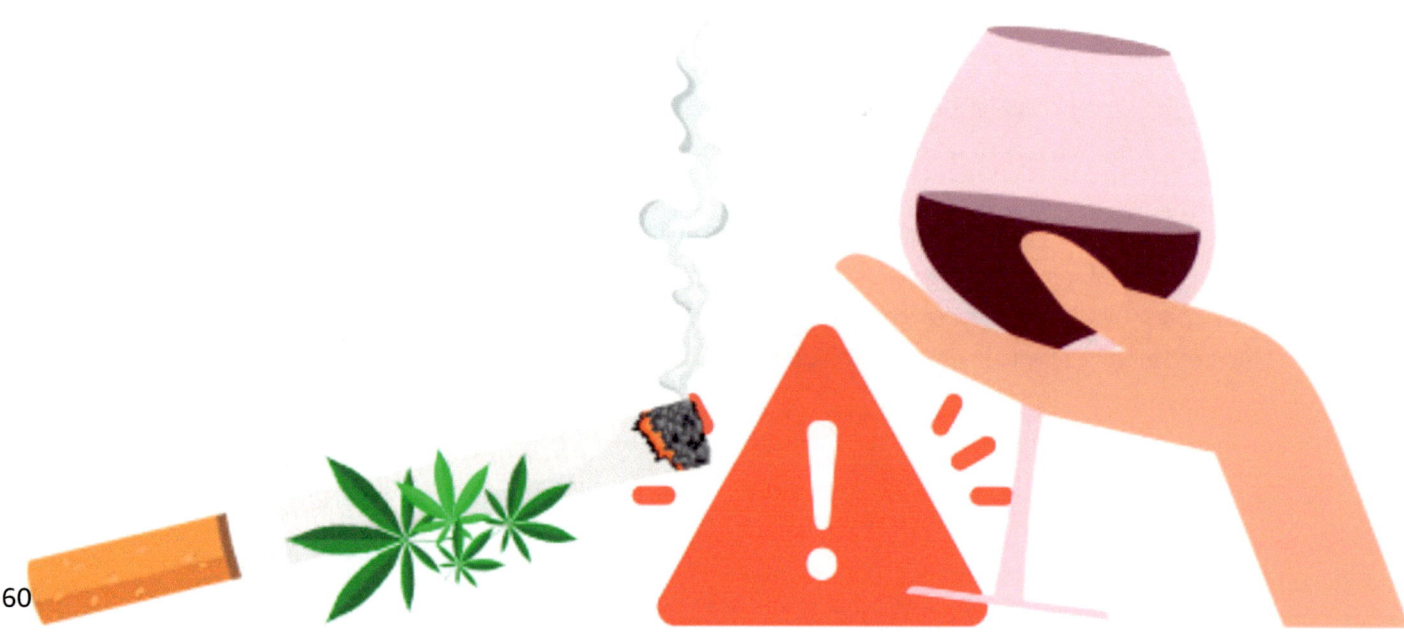

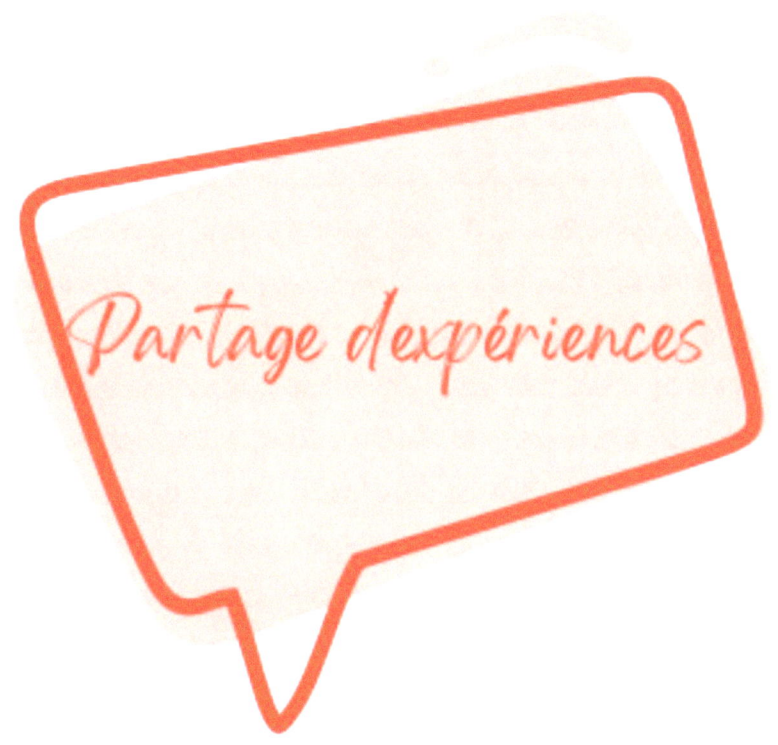

Quelques témoignages de mes proches sur mon opération

Depuis sa naissance, notre fille a connu beaucoup de problèmes de santé, mais celui qui la rendait la plus malheureuse n'était pas forcément le plus grave à nos yeux ! À 12 ans, elle était forte ET ALORS ? Nous lui faisions faire un régime. Une élève de sa classe s'est moquée d'elle, ET ALORS ? Ça ira mieux demain. NON, chers parents, soyez à l'écoute de votre enfant.

Un peu plus tard, nous avons enfin compris sa souffrance. Les périodes de boulimie et d'anorexie ont commencé et s'en est suivi une dépression qui, avec le traitement, n'a fait qu'accentuer le processus : notre fille était devenue OBÈSE. Elle vivait dans un corps qu'elle détestait, elle était prise au piège. Elle n'avait plus envie d'entretenir son corps, de veiller à son apparence, à ses vêtements. Les discussions étaient brèves, car elle s'était renfermée sur elle-même. Pas de dialogue donc plus de souffrance car plus de partage. Puis un jour, elle nous a fait part de son intention de subir une sleeve. À partir de ce moment là, le parcours du combattant a commencé. Elle l'a fait SEULE, « arme au poing », nous n'y croyions pas trop. Par sa force, son courage et sa ténacité, elle a su nous convaincre. Depuis son opération et sa perte de poids, ce fut la renaissance. Notre deuxième Julie est née, 29 ans jour pour jour après sa venue au monde. Une toute autre personne qui croque la vie à pleines dents, qui fait les boutiques, prend soin d'elle et qui a acquis une grande confiance en elle. Son compagnon et son fils peuvent en être très fiers. Notre fille a toujours aimé aider les uns et les autres. Nous espérons que ce livre sera une grande bouffée d'oxygène pour ses lectrices et lecteurs. Un grand bravo pour cette revanche sur la vie. À sa force et à son courage.
Ses parents, Jean-Noël et Frédérique.

Ma sœur et moi avons 4 ans d'écart et étions deux enfants différents physiquement. Julie était forte et moi maigre. Moi je pouvais manger ce que je voulais, ma sœur, elle, était dans la restriction. Quand nous sortions en boîte de nuit, elle ne s'amusait pas comme les autres filles de son âge et j'étais triste pour elle. Depuis son opération, j'ai retrouvé une sœur épanouie, coquette, pleine de confiance en elle. Le seul petit bémol pour moi, c'est que je la trouve maintenant un peu trop fine, mais aucune importance car à ce jour elle est bien dans son corps. C'est son choix, sa victoire, sa force et je suis fier d'elle et de son parcours. Lucas. F

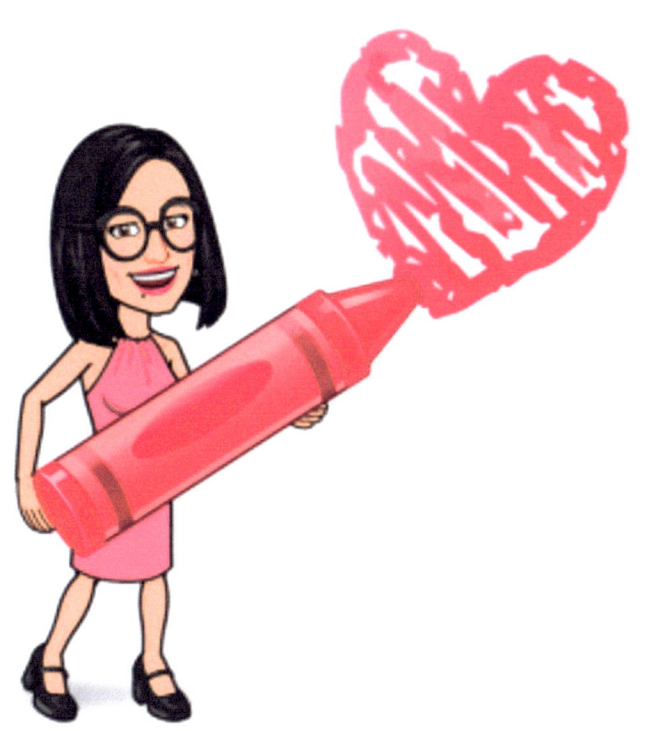

Julie, mon amie, ma sœur de cœur. Nous nous connaissons depuis maintenant de longues années. Notre rencontre remonte à notre adolescence, nos années lycée. Alors je pourrais vous dire que je la connais quasiment par cœur. Je l'ai connue dans nos moments de fêtes, dans nos histoires de cœur, dans la croissance vers notre vie d'adulte et de femme. Pour elle cela n'a pas été un long fleuve tranquille. Son corps a souvent été pour elle le reflet d'une réelle souffrance. Je l'ai connue sportive, pleine de vie, pleine d'entrain mais toujours dans la douleur, son corps subissant les effets « yoyo ». Alors oui, elle est arrivée un jour au stade de l'obésité. Pas facile pour elle de faire comprendre aux gens le choix de la chirurgie bariatrique, même auprès de moi ! Mais ce parcours elle l'a fait seule, face à ce corps qu'elle a tant détesté. Mais enfin, la délivrance, une renaissance puisque cette opération a eu lieu le jour de son anniversaire. Puis la rencontre avec son amoureux, l'arrivée de son fils dont elle me fait l'honneur d'être la marraine et enfin cette confiance en elle retrouvée. L'envie de mordre la vie à pleines dents. Cette nouvelle vie de femme dans ce nouveau corps lui va si bien ! Et je lui souhaite la meilleure des réussites avec cet ouvrage qui je l'espère sera un accomplissement vers la femme qu'elle a toujours voulu être ! Quelle victoire sur la vie ! Quelle revanche sur elle-même ! Amandine. A

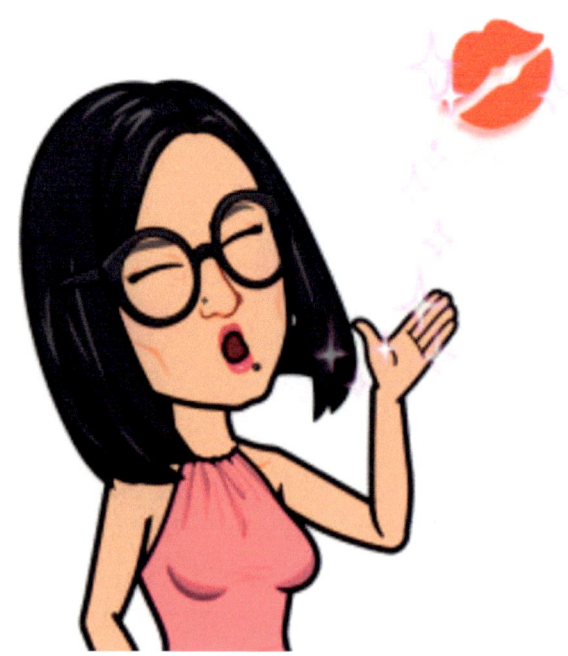

Quelques témoignages de personnes opérées ou non

Je tenais à partager mon témoignage après une opération de sleeve qui a totalement changé ma vie. Avant cette intervention, j'avais un poids excessif qui me causait de nombreux problèmes de santé, notamment des maladies à comorbidité telles que l'apnée du sommeil, l'hypertension, des troubles cardiaques et du cholestérol. Grâce à l'opération, j'ai perdu 33 kg en seulement 4 mois. Ce changement radical dans ma vie m'a permis de retrouver une santé de fer et de dire adieu à toutes mes comorbidités. Finis les médicaments et les rendez-vous médicaux fréquents, je me sens enfin en pleine forme et en contrôle de ma vie avec une envie folle de profiter des choses simples à tout instant. Je ne regrette absolument pas d'avoir pris cette décision et je recommande à toutes les personnes en obésité, souffrant de problèmes de santé, de se renseigner sur cette opération. Cela a été une véritable renaissance pour moi. N'ayez pas peur de changer votre vie pour le meilleur, cela en vaut vraiment la peine.
Bon courage à toutes et à tous
Walther. N

Je m'appelle Marine, j'ai bientôt 30 ans. J'ai pris la décision en 2019, après avoir parlé avec mon entourage et m'être renseignée d'avoir recours à la chirurgie bariatrique. J'en suis arrivé là à cause de mes dépressions (décès), mes grossesses (dépression post-partum). Tout a commencé à l'âge de 14ans suite au décès de mon père. Cette chirurgie peut améliorer ma santé, diminuer mes douleurs d'arthrose et de fibromyalgie. Pouvoir marcher sans souffrir et jouer avec mes enfants et tellement d'autres choses. Dossier accepté et hâte d'être opérée.
Marine

Je m'appelle Amandine G. J'ai 32 ans et j'ai entamé un parcours dans le but de faire une sleeve. C'est une opération à laquelle j'ai réfléchi longtemps (3 ans) avant de prendre le premier rdv. J'ai décidé de me faire opérer car je me bats depuis 10 ans avec une prise de poids massive (+ 70 kilos) et que j'avais fait tout les régimes pouvant exister sur cette terre. Mon parcours a duré 6 mois pendant lesquels j'ai vu de nombreux spécialistes afin de faire le point sur mon état de santé. Il s'avère que je n'ai pas de comorbidités malgré mon IMC à 50. J'ai fait le choix de la sleeve car après discussion avec mon chirurgien et recherche d'informations, j'avais avant tout un problème de quantité. Le groupe « la petite famille bariatrique de Julie » et Dame de Cœur elle-même ont su m'aider et m'orienter afin de calmer mon stress et me conforter dans le fait que je faisais le bon choix ! J'ai à présent hâte de pouvoir sortir de l'obésité petit à petit.

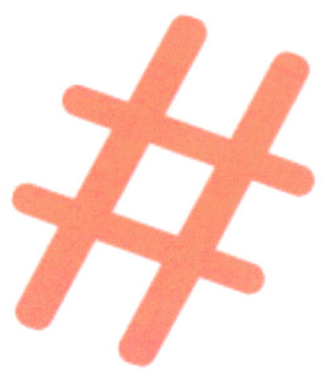

Vanessa 45 ans, by-passée en août 2022 après 10 mois de parcours et 20 ans de régimes. Aujourd'hui -42 kilos au compteur. Pas de regret sur l'opération. Il faut maintenant s'accepter et prendre conscience de ce nouveau corps de ce nouveau soi et surtout ne pas oublier d'où on vient. Si c'était à refaire ? Oui pour ma santé sans hésitation. L'obésité n'est pas une fatalité ni un choix mais une vraie pathologie qui devrait être encore plus reconnue.

Je m'appelle Audrey, j'ai 42 ans. J'ai été opérée d'un by-pass le 29 août 2022, à l'âge de 40 ans, après 10 ans de réflexion et 33 ans de régimes. Mon parcours a duré 6 mois dans le cadre du protocole mis en place par l'équipe pluridisciplinaire qui m'a suivie. Je n'avais aucune comorbidité liée à mon obésité morbide, mais des désagréments quotidiens comme des douleurs articulaires. J'ai perdu 55 kgs en un peu plus d'un an et demi. La « lune de miel » est terminée depuis quasi 1 an, je dois faire désormais face aux démons liés à mon obésité, l'opération n'étant pas un miracle, mais un outil, une aide. Je le savais mais attention à ne pas croire que tous les soucis s'envoleront avec l'opération. Néanmoins, je revis depuis, physiquement, je peux me mouvoir et me projeter, je peux vivre mieux, en apprenant à m'aimer. Je suis encore en « chantier » et en bataille contre ces 20 derniers kilos que j'aimerais perdre afin d'être en adéquation avec moi-même et d'alléger le « véhicule » qu'est mon corps. Je ne suis pas dans une quête esthétique mais dans un bien-être plus global. Parfois je regrette de ne pas avoir pris la décision de l'opération bien avant mais je pense que je n'étais pas prête. Je prends enfin soin de moi, dedans et dehors, parce que je le mérite, et c'est là ce que je retiens par dessus tout dans ce parcours.

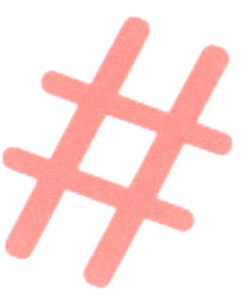

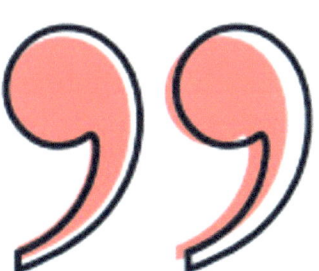

Bonjour. Éloïse, 38 ans, maman de 3 merveilleux enfants. J'ai décidé d'avoir recours à la chirurgie bariatrique, car je ne supporte plus mon physique. J'ai essayé de nombreux rééquilibrages alimentaires, des comprimés coupe-faim, des injections etc. associés avec énormément de sport (course à pied, football) mais rien n'y a fait. Beaucoup de sacrifices pour peu de résultats. Depuis toujours le regard des autres et mon reflet dans le miroir me font souffrir (dégoût, manque de confiance) il est temps pour moi de penser à moi. Ayant une cœliaquie, je ne peux bénéficier que d'une sleeve. J'ai hâte de pouvoir me dire, enfin : je suis belle, je me sens bien".

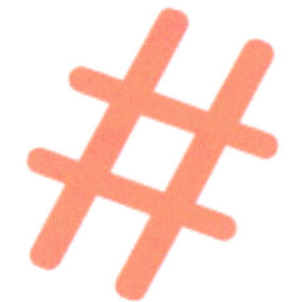

Une prise de poids hormonale, liée à une prise importante de cortisone sur un surpoids qui durait depuis 5 ans et hop 106 kg pour 1m69 à 36 ans. Le pneumologue m'envoie voir le chirurgien bariatrique et je suis opérée en 3 mois d'une sleeve. Pas de suivi après les 3 premiers mois. L'opération s'est bien passée, quelques dumping nombreux au début et encore de temps en temps par la suite. J'ai perdu 40 kg en 18 mois. J'ai été stable 1 an avec une reprise de 5 kg donc 72kg et un IMC toujours en surpoids. En 2020, confinement, grossesse non programmée, fausse couche et séparation. Reprise de 10 kg. Aujourd'hui je fais 87 kg. Image de moi déplorable j'ai entrepris un suivi en service de nutrition dans un CHU. Ça m'a permis entre autres de découvrir que mes grignotages et ma sensation de faim sont dû à un reflux grade D. Reprise de sleeve en By-pass envisagée.
Enid L

La liste des associations

Voici la liste de toutes les associations françaises, (liste d'associations rattachées à la ligue contre l'obésité de Montpellier) qui accompagnent les personnes ayant subi une chirurgie bariatrique. Il y en a forcément une pas très loin de chez toi, parce que les réseaux sociaux c'est bien, mais rencontrer des personnes avec qui échanger, partager des activités, faire de la marche, c'est encore mieux !

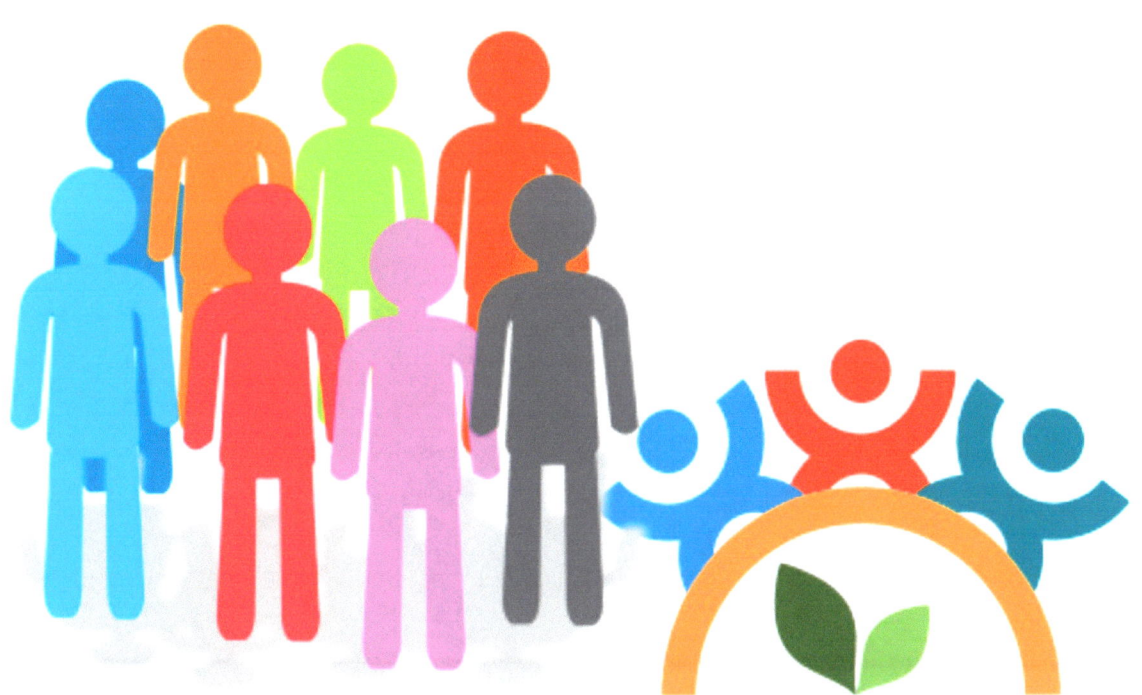

À CONTREPOIDS 62
9 rue Victor Hugo
62219 LONGUENESSE
07 67 23 55 15
acontrepoids62@orange.fr

A.Z nutrition sport
48 rue Simone Weill
36 Lotissement des grands pins
13013 MARSEILLE
04 91 06 42 76 | 06 67 53 72 91
a.znutritionsport@gmail.com

ASAPES 19
36 avenue Alsace Lorraine
19000 TULLE
06 10 35 28 97
asapes19@gmail.com

Aide à la lutte contre l'obésité (ALO)
715 rue dumant Henri
Hôpital Mémorial
50000 SAINT LÔ
06 62 31 17 65
assosalo2@gmail.com

Association BARIA 33
47 avenue de Belair
33870 VAYRES
06 17 70 51 02
franbru.m33@orange.fr

Les Grammes innés
5 rue de la Poste
86170 AVANTON
06 18 94 09 44
lesgrammesinnes@gmail.com

Branchés Bien-Être
6 Rue Serment du jeu de Paume
77680 ROISSY EN BRIE
06 08 87 70 92
branchesbienetre.roissy@gmail.com

COCON64
1 Allée Maurice Ravel
Bat A N°16
64200 BIARRITZ
06 82 73 26 76
associationcocon64@gmail.com

Cekidis
55 Avenue Marechal de lattre de Tassigny
33700 MÉRIGNAC
06 35 67 85 69

Chrysalides
Côte d'Argent Blv. Yves du Manoir
BP 323
40107 DAX CEDEX
06 31 55 48 89
assoc.chrysalides@gmail.com

EKILIBRES
4 rue Gauguet
75014 PARIS
06 09 45 27 60
contact.ekilibres@gmail.com

LYON INFO OBESITE
8 rue du vieux pont
69340 FRANCHEVILLE
06 29 27 29 88 | 06 29 27 29 88
contact@lyoninfoobesite.fr

EMBARQUE TA BOUSSOLE
20 avenue d'Ivry
75013 PARIS
06 83 22 31 72
embarquetaboussole@gmail.com

Elisea
4 rue du château
25480 PIREY
06 60 34 80 54
Elisea25000@gmail.com

Equilibr'emoi
856 rue de Tarare
69400 GLEIZE
07 69 66 17 27 | 06 21 75 15 14
contact@equilibremoi.fr

Grossomodo
7, rue Marceau
30300 BEAUCAIRE
06 12 92 77 88
asso_grossomodo@hotmail.fr

LE CLUB DES NAÏADES
18-20 rue Ramus
MVAC20 BP47
75020 PARIS
06 41 43 78 31
clubdesnaiades@gmail.com

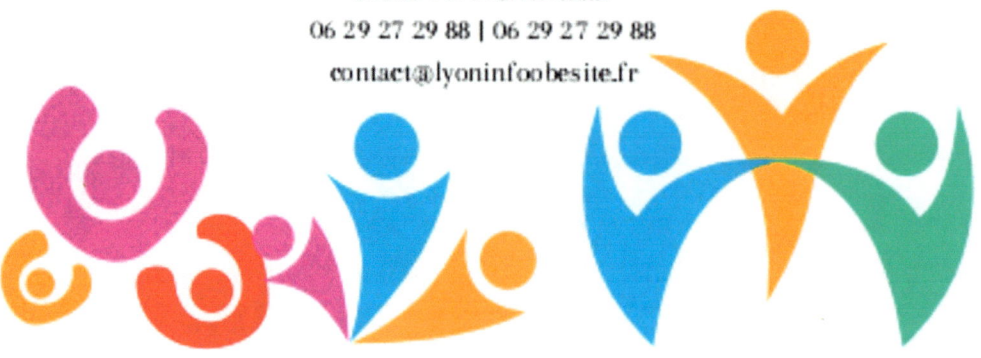

OLA
Maison des Associations Agora
2 bis avenue Albert de Mun
44600 SAINT-NAZAIRE
07 67 45 92 18
associationola44@gmail.com

Objectif no Complaix
9 lots Les Provençaux
13580 LA FARE LES OLIVIERS
07 52 04 40 55 | 06 63 88 02 32
objectifnocomplaix@gmail.com

Obésité Bretagne Sud (OBS)
Maison des associations
31 rue Guillaume LeBartz
56000 VANNES
obesite.bretagne.sud@gmail.com

Poids chiche
109 rue francis lopez
bat B pt11
34090 MONTPELLIER
06 33 47 48 54 | 06 33 47 48 54
muriel.bismuth@orange.fr

Sleeve et moi
114 Route de Montpellier
30540 MILHAUD
06 19 80 19 64
sleeveetmoi@gmail.com

POIDS PLUMES FRANCE
13 rue de Bièvres
Maison des Associations
92140 CLAMART
06 16 58 86 80 | 06 16 58 86 80
lespoidsplumesfrance@gmail.com

Poids Formes et Bien-Etre
2 boulevard Tonnelé
37009 TOURS CEDEX 1
06 17 53 48 46
poids-formes-bien-etre@hotmail.fr

Sans kilo
12 rue Fenel
89100 SENS
07 71 85 27 78
sanskilo2013@gmail.com

Pèse plume bourgogne franche comté
2 rue Jacques Adenot
Maison de Santé
58160 IMPHY
06 11 05 63 98
peseplume58@gmail.com

Vivre Autrement Ses Formes
18 rue de la Mairie
69320 FEYZIN
07 62 24 07 85
assoc.vasf69@gmail.com

Vivre en formes
4 rue du Pesquit
64000 PAU
06 77 33 56 05
asso.vivreenformes@gmail.com

Santé Obésité Solidarité 22 (SOS 22)
5 impasse de l'aubépine
22100 QUEVERT
02 56 35 15 85
sante.obesite22@gmail.com

VIVRE EN FAIM
104 route d'orcines
63870 ORCINES
06 88 83 98 26
vivreenfaim@laposte.net

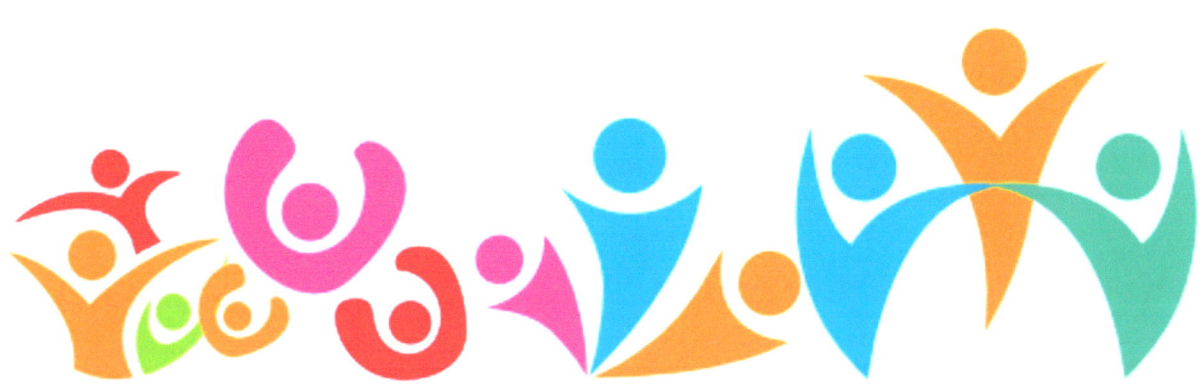

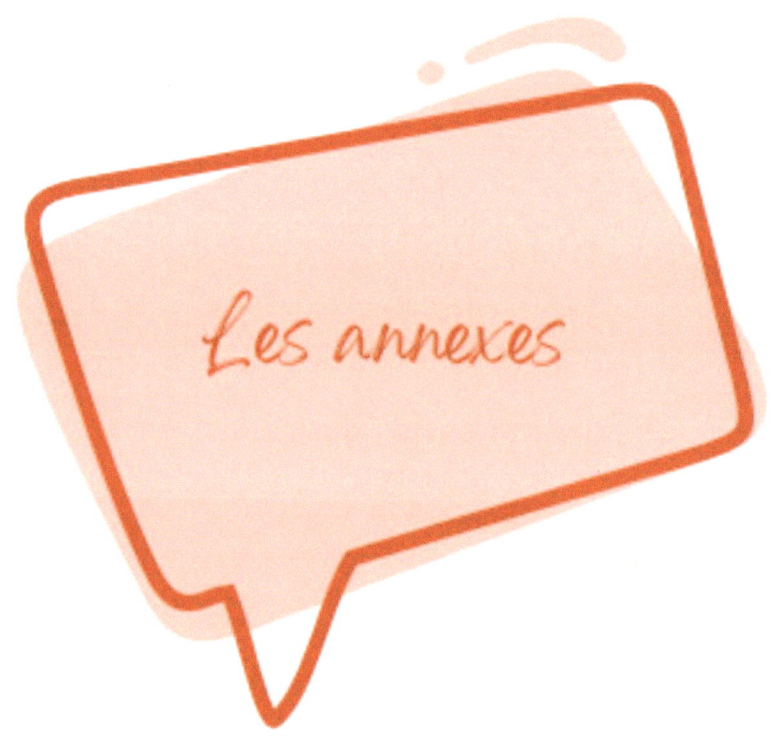

Chirurgie bariatrique : Demain t'appartient

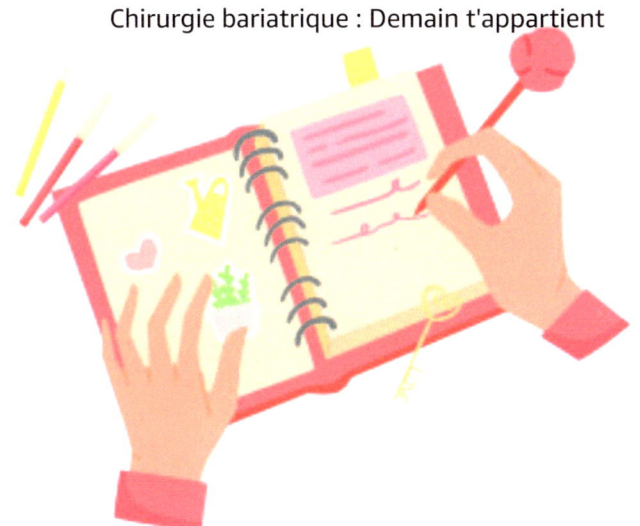

Agenda de tes rendez-vous médicaux

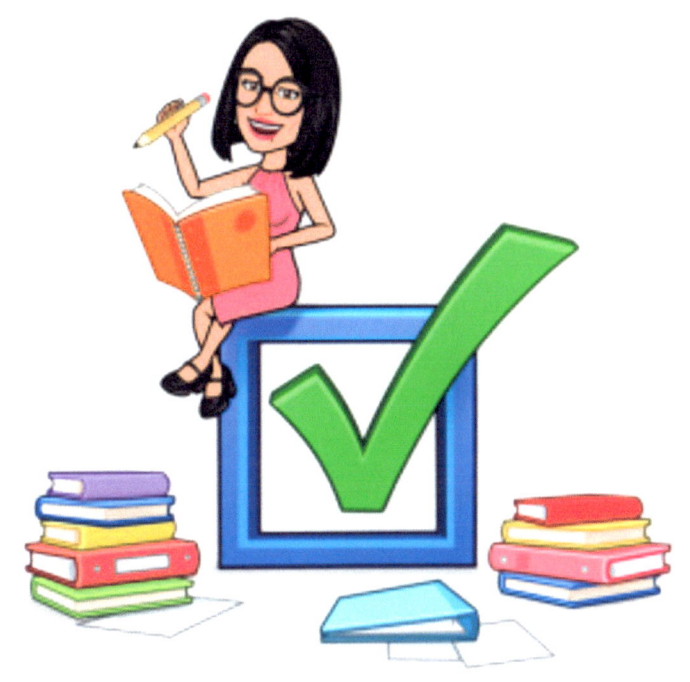

73

Rendez-vous chirurgien(ne)

Lun Mar Mer Jeu Ven Sam Dim   Date :

Heure :

Documents à apporter :

- _____
- _____
- _____
- _____
- _____
- _____

Questions à lui poser :

Rendez-vous diététicien(ne)

Lun Mar Mer Jeu Ven Sam Dim

Date :

Heure :

Documents à apporter :

○ _____
○ _____
○ _____
○ _____
○ _____
○ _____

Questions à lui poser :

Rendez-vous Psychologue / Psychiatre

Lun Mar Mer Jeu Ven Sam Dim   Date :

Heure :

Documents à apporter :

o _____
o _____
o _____
o _____
o _____
o _____

Questions à lui poser :

Chirurgie bariatrique : Demain t'appartient

Rendez-vous pneumologue

Lun Mar Mer Jeu Ven Sam Dim

Date :

Heure :

Documents à apporter :

- _____
- _____
- _____
- _____
- _____
- _____

Questions à lui poser :

Rendez-vous gastro-entérologue

Lun Mar Mer Jeu Ven Sam Dim

Date :

Heure :

Documents à apporter :

- _____
- _____
- _____
- _____
- _____
- _____

Questions à lui poser :

Chirurgie bariatrique : Demain t'appartient

Rendez-vous endocrinologue, nutritionniste

Lun Mar Mer Jeu Ven Sam Dim

Date :

Heure :

Documents à apporter :

- _____
- _____
- _____
- _____
- _____
- _____

Questions à lui poser :

Rendez-vous cardiologue

Lun Mar Mer Jeu Ven Sam Dim

Date :

Heure :

Documents à apporter :

- ○ _____
- ○ _____
- ○ _____
- ○ _____
- ○ _____
- ○ _____

Questions à lui poser :

Chirurgie bariatrique : Demain t'appartient

Rendez-vous gynécologue

Lun Mar Mer Jeu Ven Sam Dim

Date :

Heure :

Documents à apporter :

○ _____
○ _____
○ _____
○ _____
○ _____
○ _____

Questions à lui poser :

Rendez-vous dentiste

Lun Mar Mer Jeu Ven Sam Dim

Date :

Heure :

Documents à apporter :

○ _____
○ _____
○ _____
○ _____
○ _____
○ _____

Questions à lui poser :

Chirurgie bariatrique : Demain t'appartient

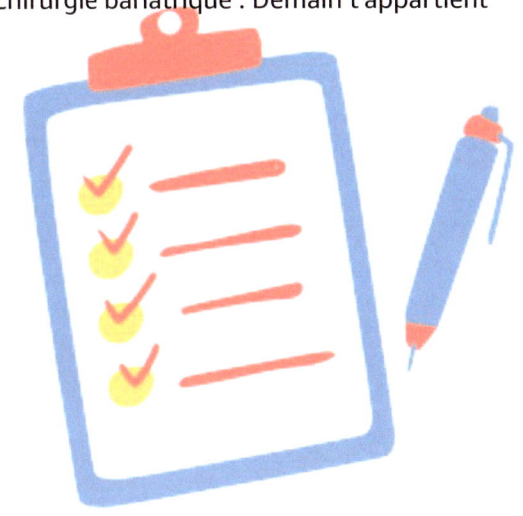

Le bilan de tes rendez-vous médicaux

Sur les pages suivantes, note le bilan de chaque rendez-vous avec les médecins, les comorbidités découvertes, ou colle tes comptes-rendus !

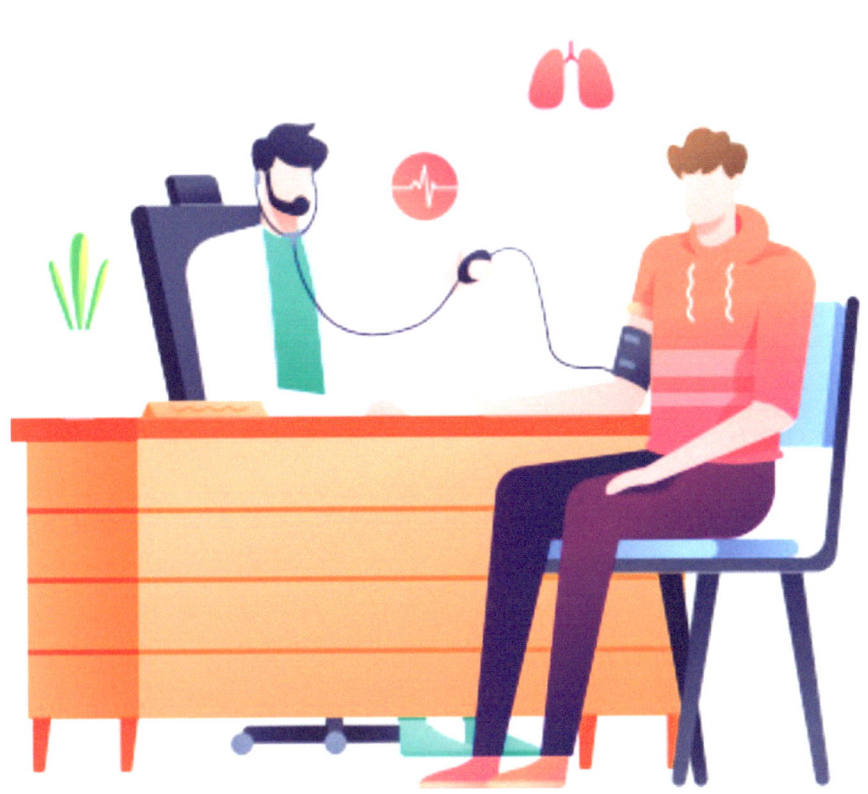

Le bilan de ton parcours avec le / la Chirurgien(ne)

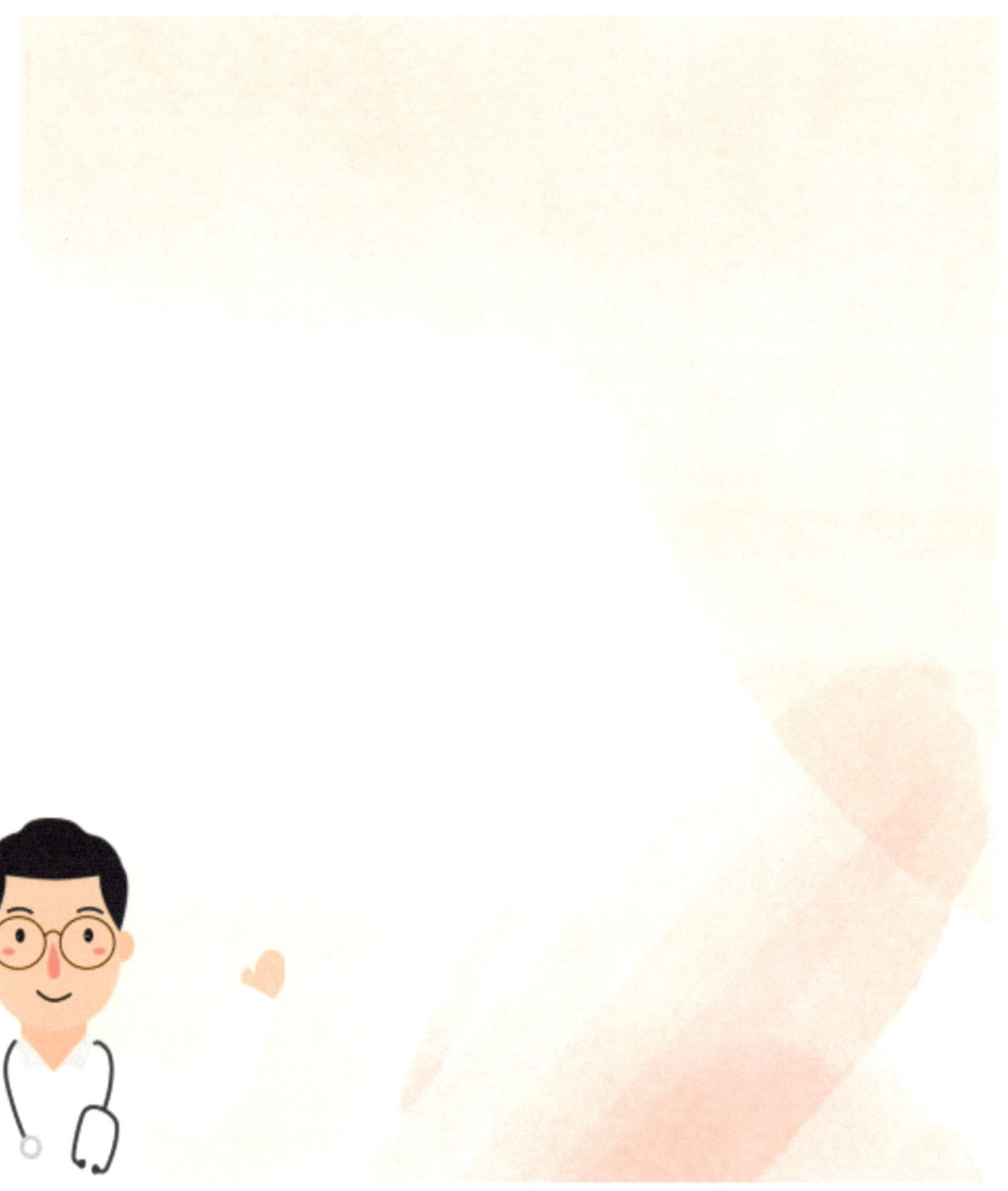

Le bilan de ton parcours avec le, la Psychologue, Psychiatre

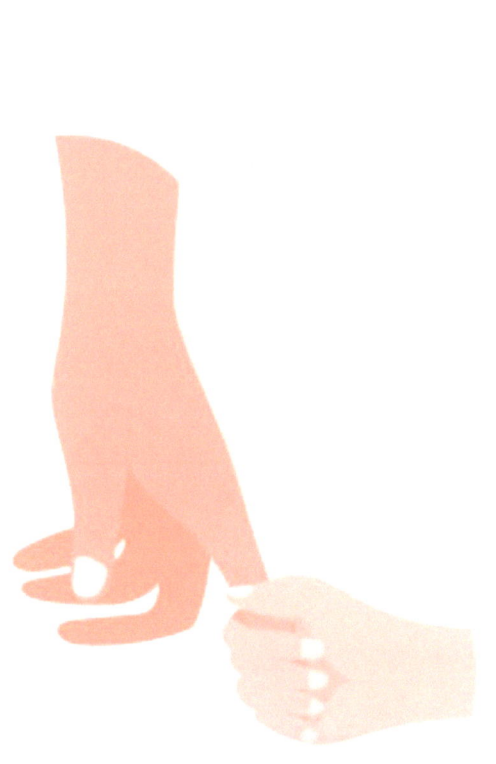

Le bilan de ton parcours avec le / la Diététicien(ne), Nutritionniste

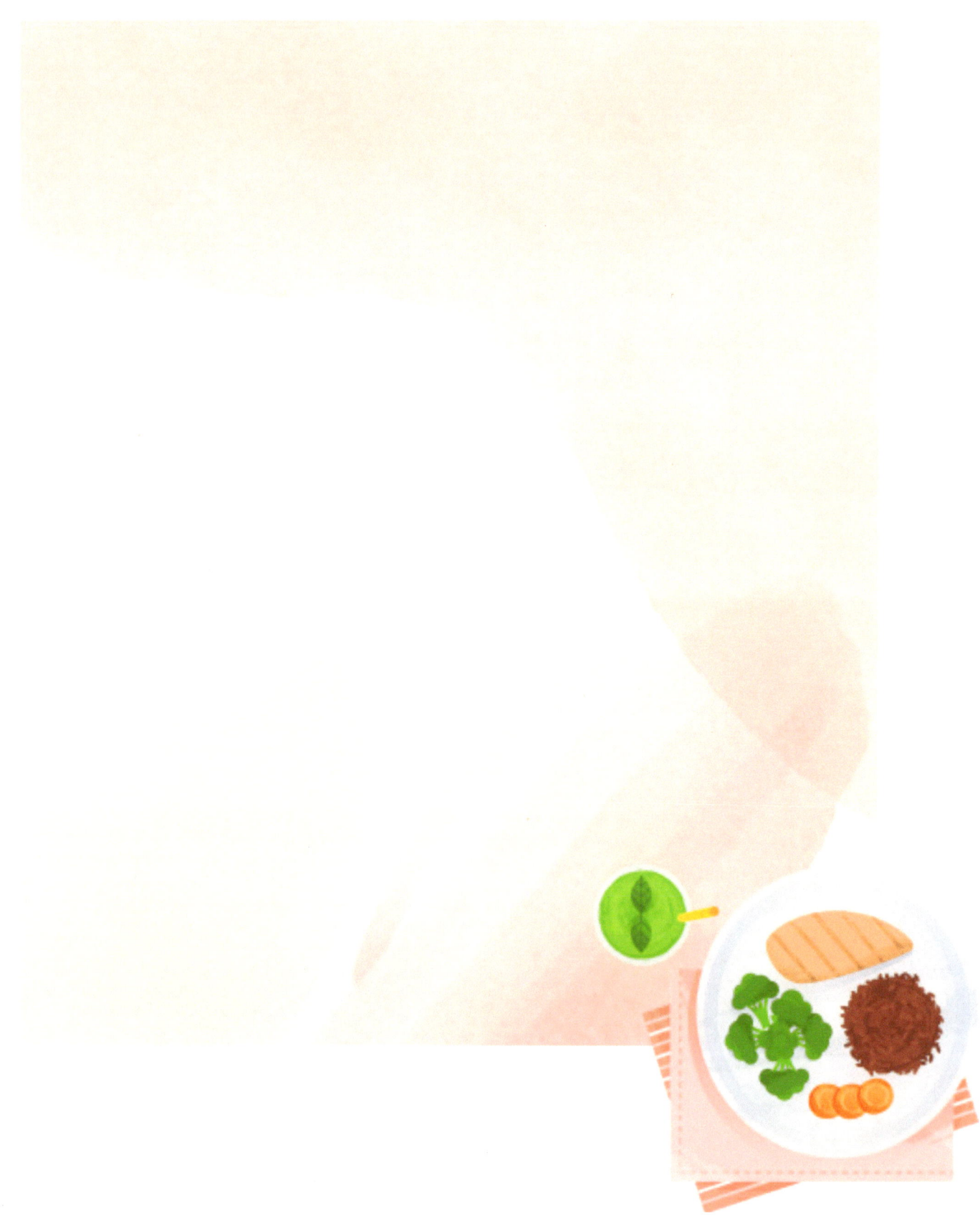

Le bilan de ton parcours avec le, la Cardiologue

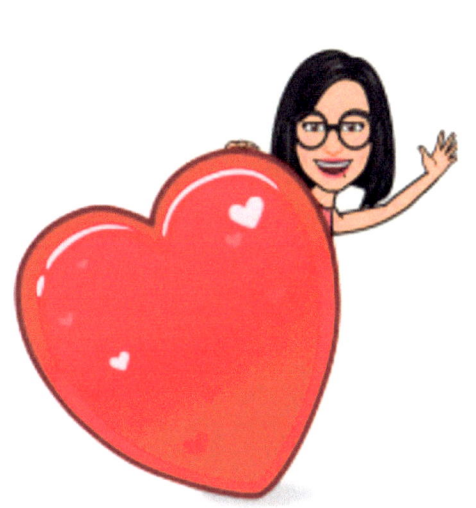

Le bilan de ton parcours avec le / la Pneumologue

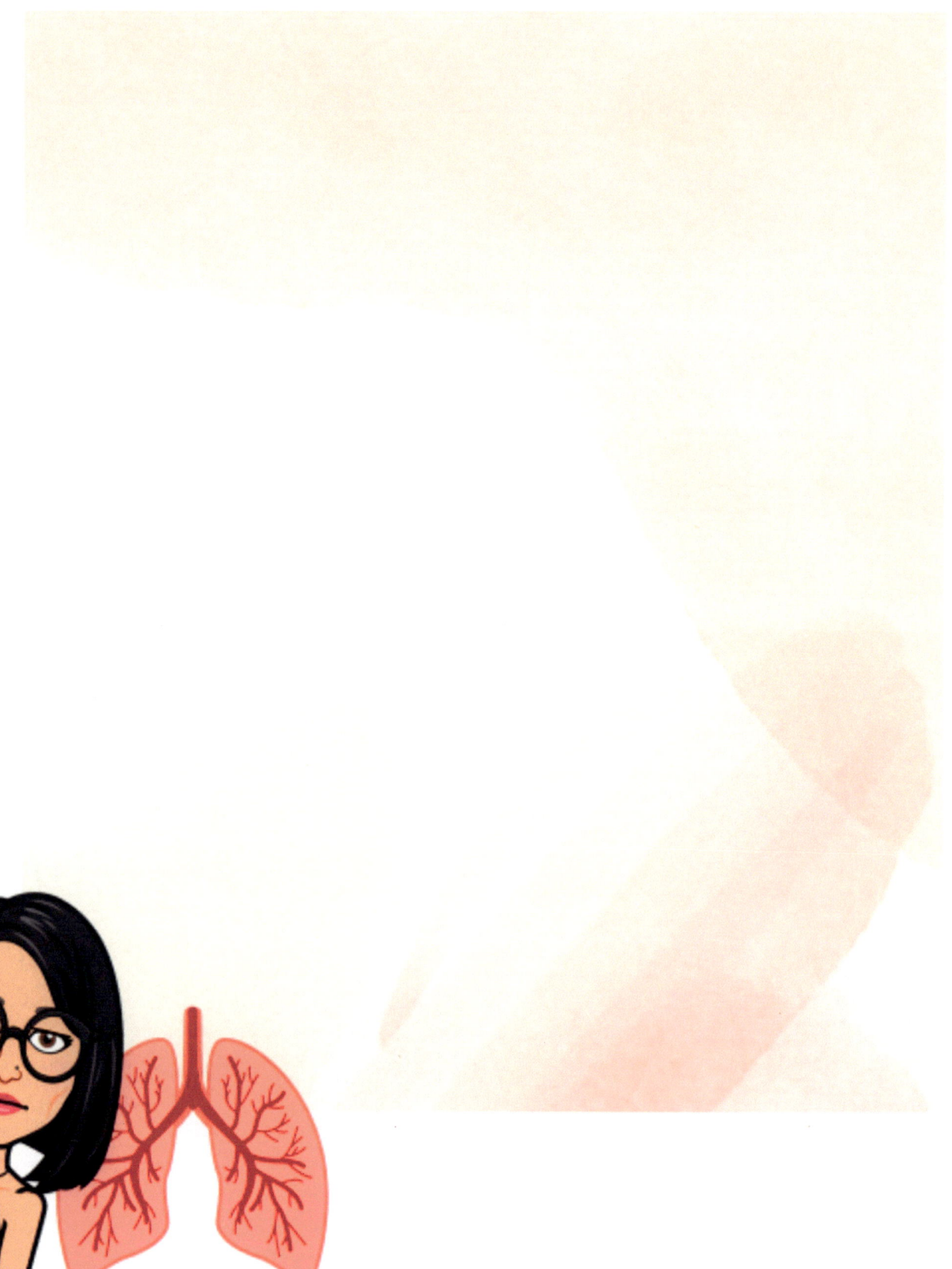

Le bilan de ton parcours avec l'Endocrinologue, Nutritionniste

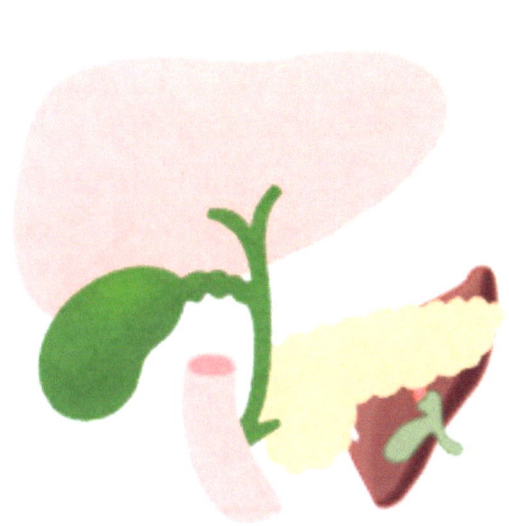

Le bilan de ton parcours avec le / la Gastro-entérologue

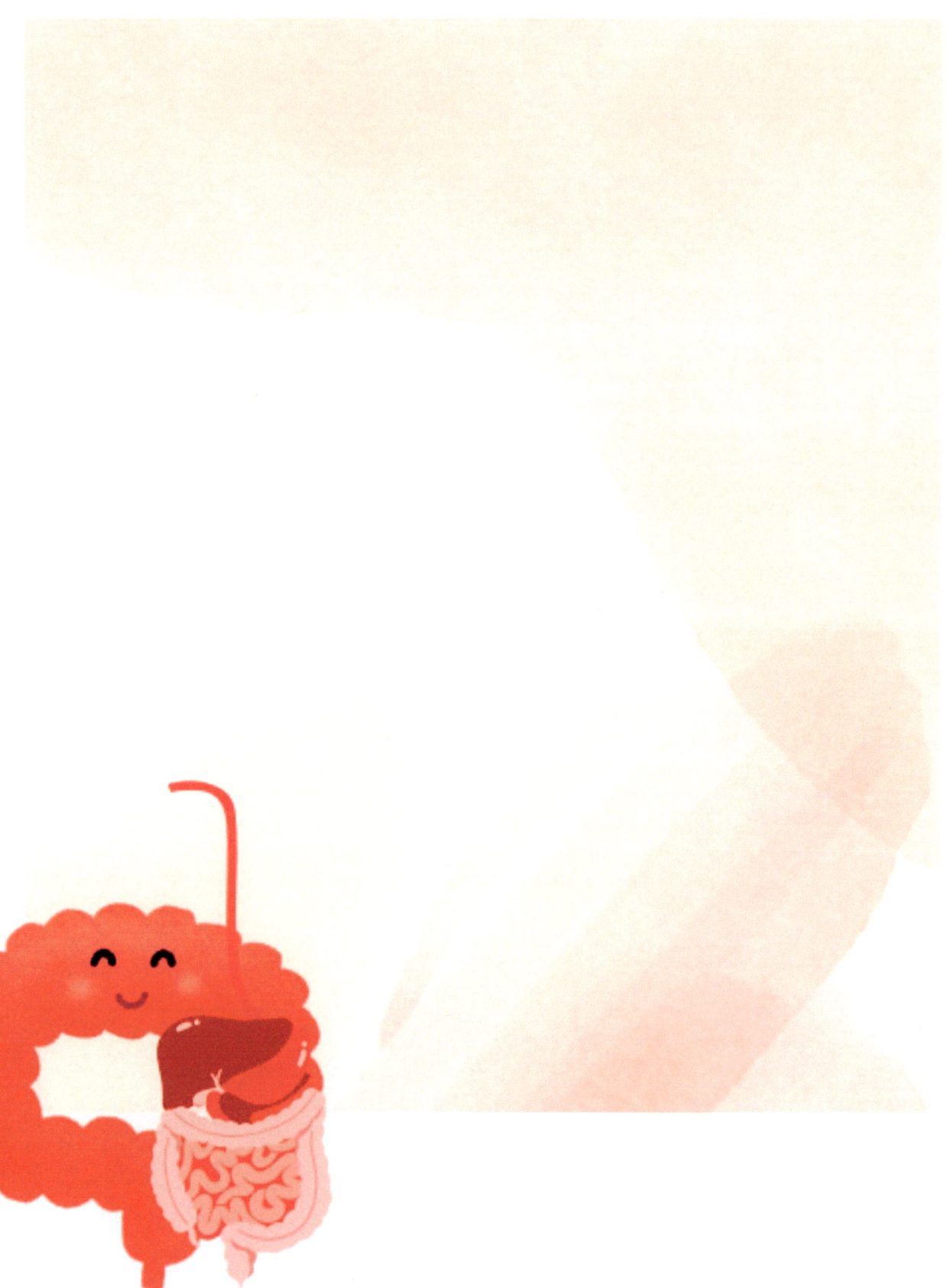

Le bilan de ton parcours avec le, la Dentiste

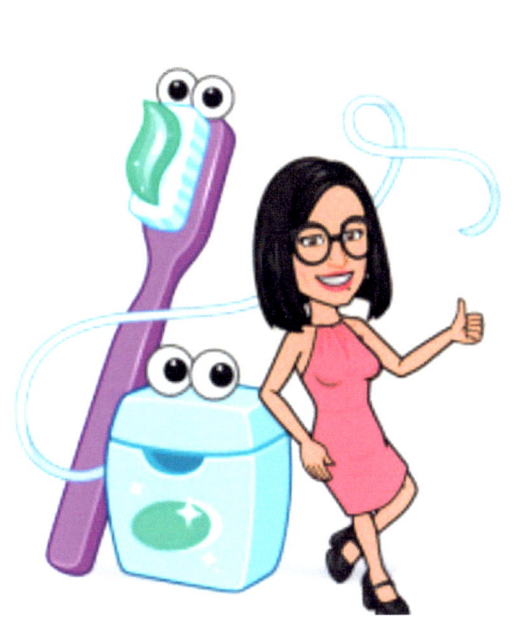

Le bilan de ton parcours avec le / la gynécologue

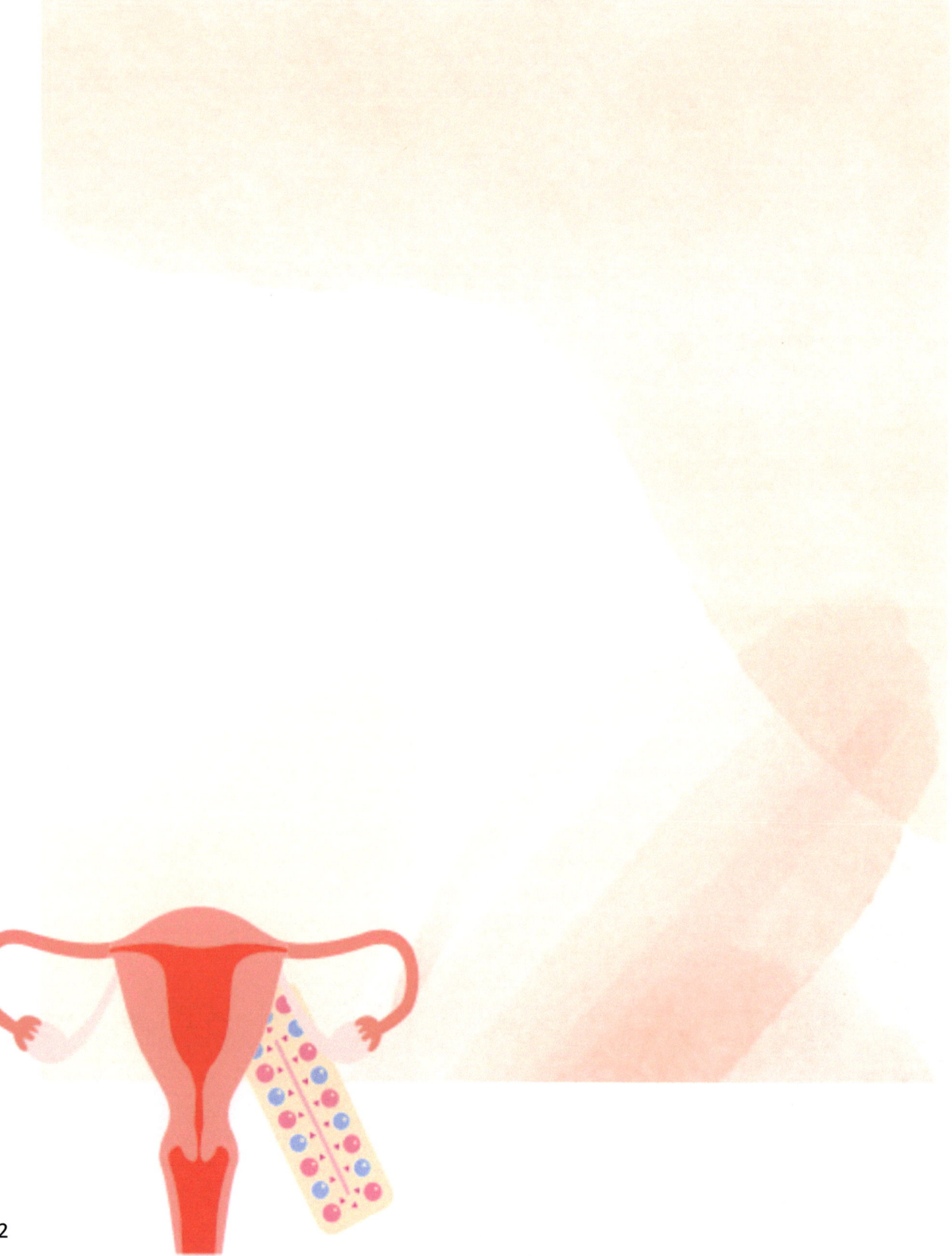

Chirurgie bariatrique : Demain t'appartient

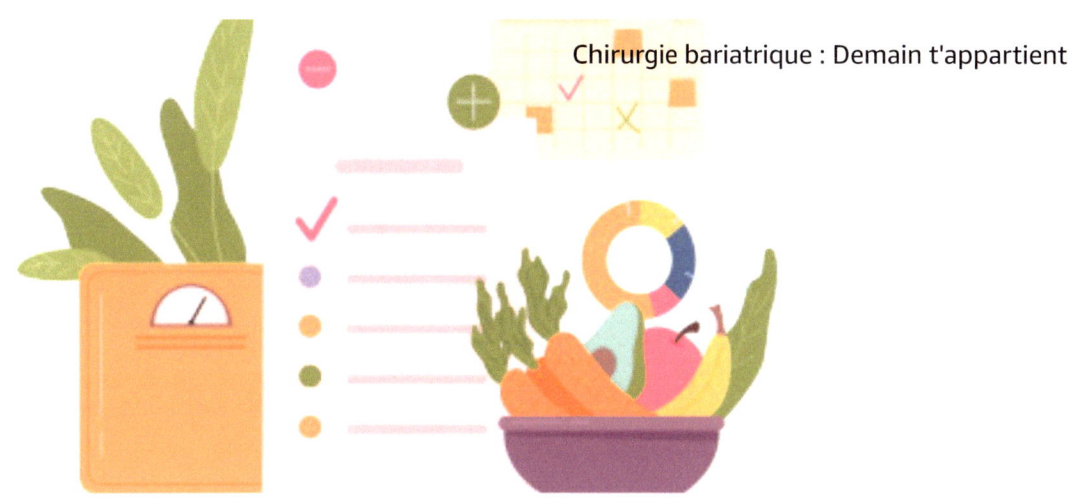

Tableaux de bord à compléter lors de tes rendez-vous avec ta , ton diététicien(ne)

Sur chaque tableau tu peux renseigner et noter tous les jours tes repas et collations pris sur un mois. De cette façon, le / la diététicien(ne) pourra comprendre tes habitudes alimentaires et t'aider si nécessaire à rééquilibrer. N'hésite pas non plus à notifier les difficultés que tu as rencontrées, les choses à améliorer et les victoires atteintes d'un mois à l'autre. Sois transparent(e) avec lui / elle, son rôle est de t'aider, pas de te juger si tu fais des écarts ou des erreurs !

Ces tableaux sont prévus pour les 6 premiers mois post op, mais si tu désires continuer cette méthode de suivi, tu peux bien évidemment les réimprimer à souhait.

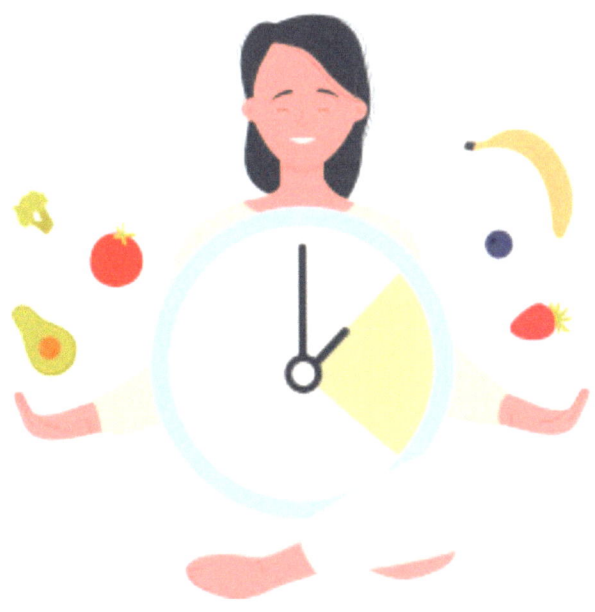

Rendez-vous diet 1 mois post op

Perte de poids :

Lundi	Mardi	Mercredi	Jeudi	Vendredi	Samedi	Dimanche

Objectifs atteints

Difficultés rencontrées

Rendez-vous diet ..... mois post op

Perte de poids :

Lundi	Mardi	Mercredi	Jeudi	Vendredi	Samedi	Dimanche

Objectifs atteints

Difficultés rencontrées

Rendez-vous diet ...... mois post op

Perte de poids :

Lundi	Mardi	Mercredi	Jeudi	Vendredi	Samedi	Dimanche

Objectifs atteints

Difficultés rencontrées

Rendez-vous diet ..... mois post op

Perte de poids :

Lundi	Mardi	Mercredi	Jeudi	Vendredi	Samedi	Dimanche

Objectifs atteints

Difficultés rencontrées

Rendez-vous diet ...... mois post op

Perte de poids :

Lundi	Mardi	Mercredi	Jeudi	Vendredi	Samedi	Dimanche

Objectifs atteints

Difficultés rencontrées

Rendez-vous diet ..... mois post op

Perte de poids :

Lundi	Mardi	Mercredi	Jeudi	Vendredi	Samedi	Dimanche

Objectifs atteints

Difficultés rencontrées

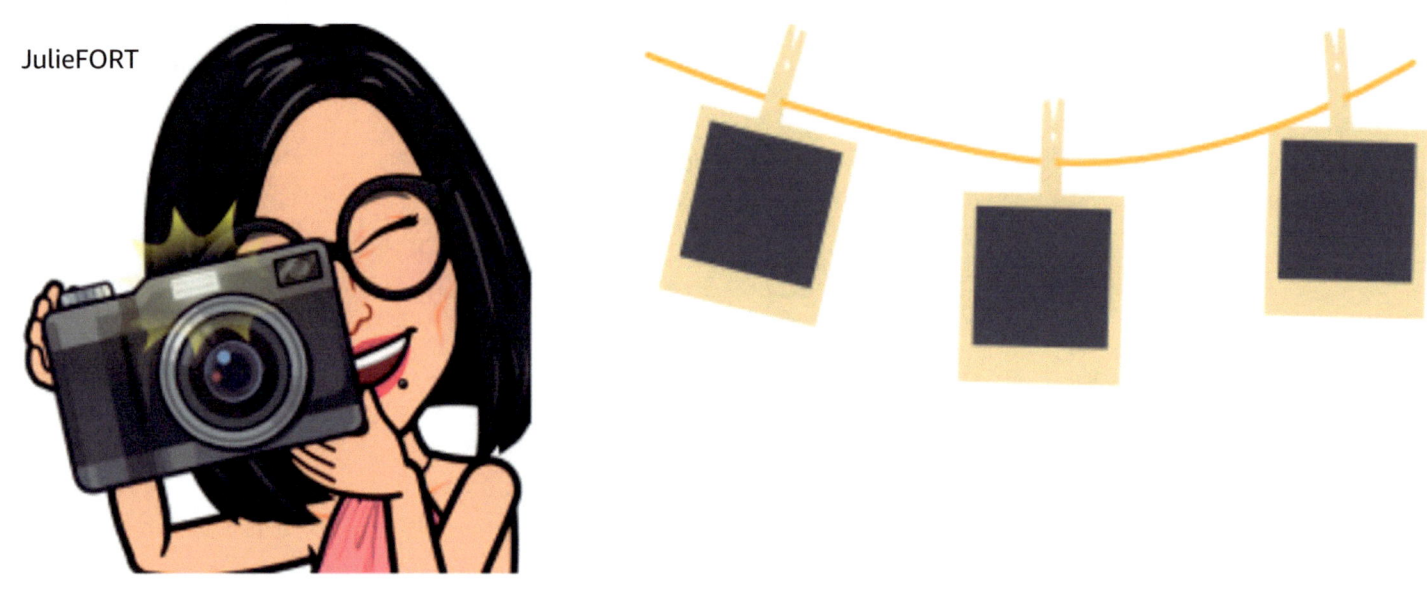

Ton album photos et prises de mensurations post op

Pour suivre ta perte de poids, n'hésite pas à télécharger l'appli "surveillez votre poids" ! Elle est complète et très intuitive.

Je t'invite tous les mois, à la même date (celle de ton opération par exemple), à te prendre en photo et à la coller sur cet album. Cela va te permettre de te rendre compte de ton évolution. Tu trouveras à l'emplacement de la photo, chaque mois, un petit mot d'encouragement de ma part, un mantra à te répéter tous les jours (ou à afficher sur ton frigidaire, à mettre dans ton téléphone, dans ton portefeuille pour qu'il t'accompagne) pour rester positif(ve), garder confiance en toi et ne pas baisser les bras dans les moments un peu difficiles !

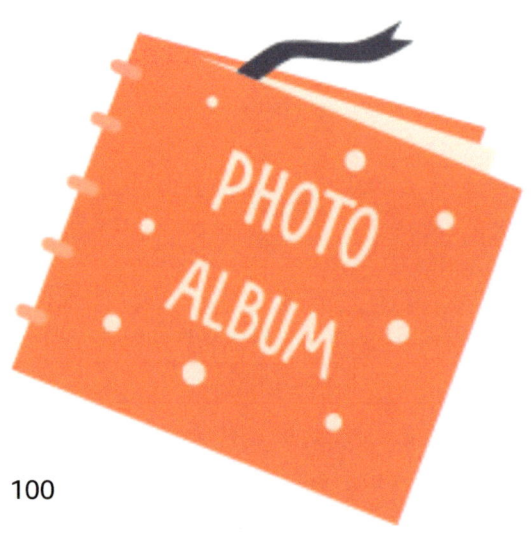

Tu vas y arriver !	Ne baisse pas les bras !	Crois en toi !
1 mois post op	2 mois	3 mois
Poids :	Poids :	Poids :

Aime-toi !	Tu es magnifique !	Pardonne-toi !
4 mois	5 mois	6 mois
Poids :	Poids :	Poids :

Sois fier(e) de toi !	Il est grand temps de rallumer les étoiles	Tu es capable de réaliser de grandes choses !
7 mois — Poids :	8 mois — Poids :	9 mois — Poids :

Aie confiance en toi !	Le futur est Grandiose alors Grandis et Ose!	Tu as réussi
10 mois — Poids :	11 mois — Poids :	12 mois — Poids :

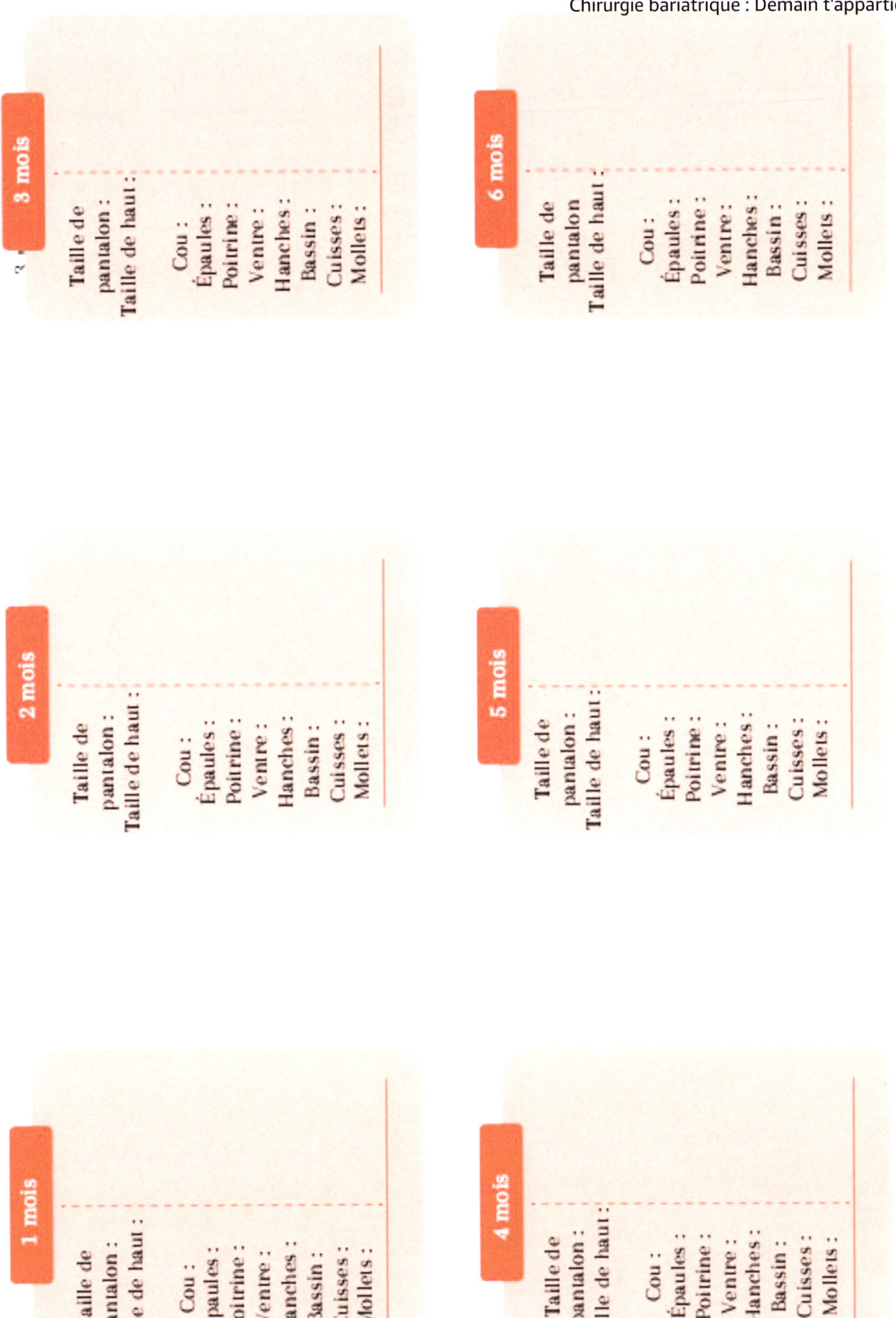

9 mois

Taille de pantalon :
Taille de haut :

Cou :
Épaules :
Poitrine :
Ventre :
Hanches :
Bassin :
Cuisses :
Mollets :

12 mois

Taille de pantalon :
Taille de haut :

Cou :
Épaules :
Poitrine :
Ventre :
Hanches :
Bassin :
Cuisses :
Mollets :

8 mois

Taille de pantalon :
Taille de haut :

Cou :
Épaules :
Poitrine :
Ventre :
Hanches :
Bassin :
Cuisses :
Mollets :

11 mois

Taille de pantalon :
Taille de haut :

Cou :
Épaules :
Poitrine :
Ventre :
Hanches :
Bassin :
Cuisses :
Mollets :

7 mois

Taille de pantalon :
Taille de haut :

Cou :
Épaules :
Poitrine :
Ventre :
Hanches :
Bassin :
Cuisses :
Mollets :

10 mois

Taille de pantalon :
Taille de haut :

Cou :
Épaules :
Poitrine :
Ventre :
Hanches :
Bassin :
Cuisses :
Mollets :

Chirurgie bariatrique : Demain t'appartient

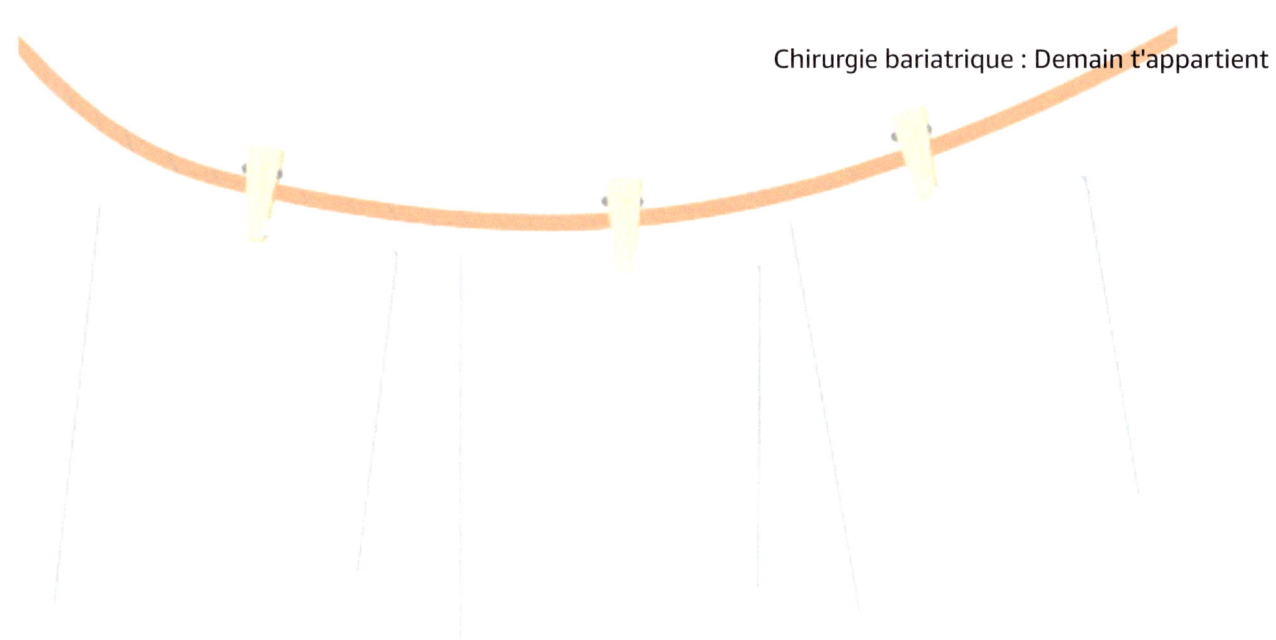

Tes premières fois :

Immortalise toutes tes premières fois en les prenant en photo : ton premier repas en morceaux, tes premiers achats en boutique, ton premier restau, ton premier dumping (humour !) et toutes celles dont tu voudras te souvenir.

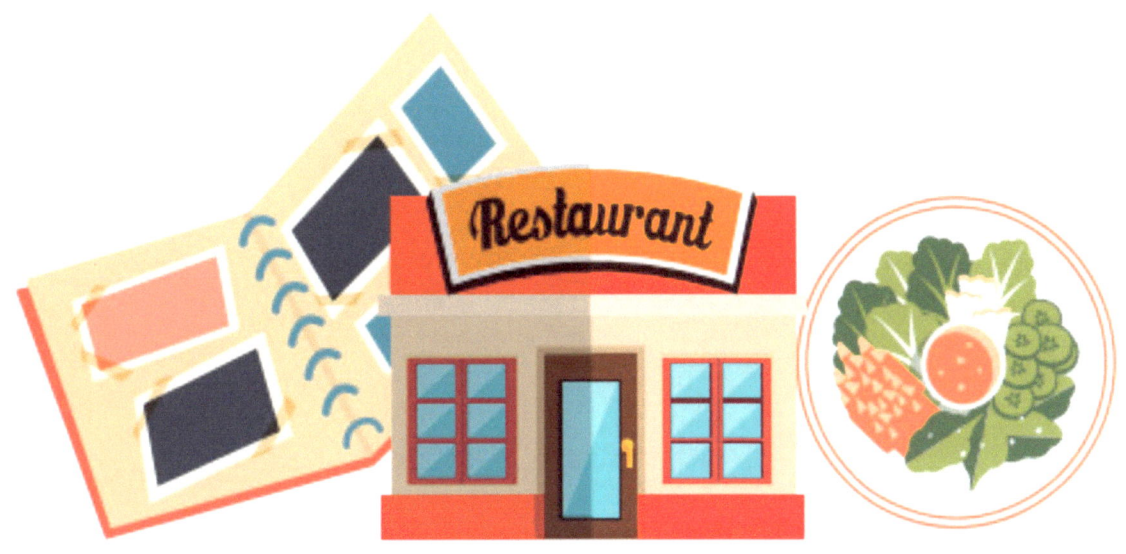

JulieFORT

Ton premier repas en morceaux

Ta première journée boutiques

Ton premier restau

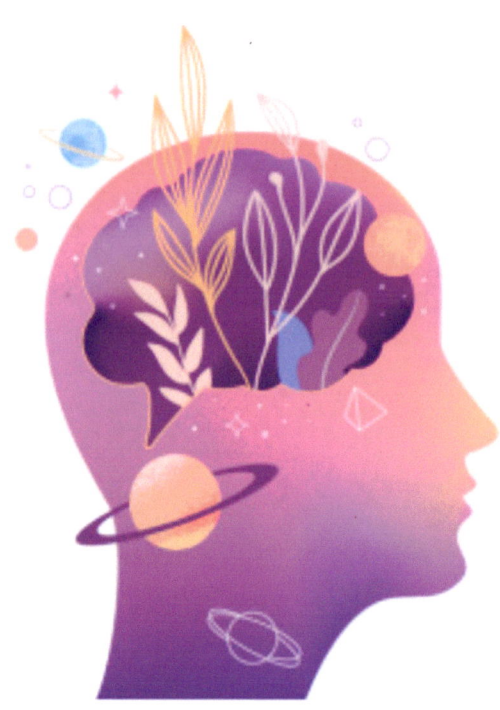

De tes rêves à la réalité

Il est important que tu puisses te rendre compte du chemin parcouru et de ce que tu vas réussir à accomplir durant ta perte de poids. Sur les pages suivantes, note tous les objectifs et les victoires que tu rêves d'atteindre (remettre ton alliance, rentrer dans ton jean ou tes chaussures préférées, faire du vélo etc.) et coche-les lorsque tu y sera arrivé(e) ! Sur les pages suivantes colle la photo de chacune de tes victoires.

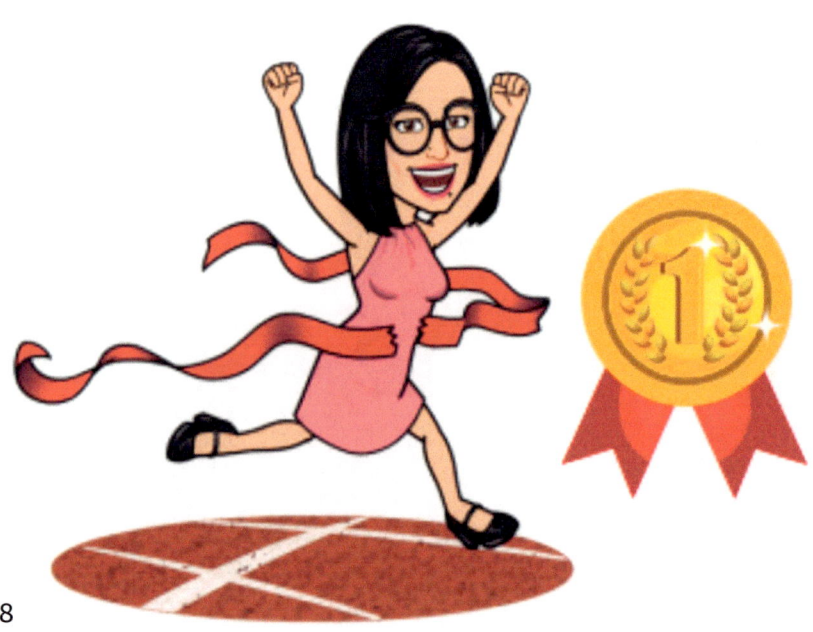

Chirurgie bariatrique : Demain t'appartient

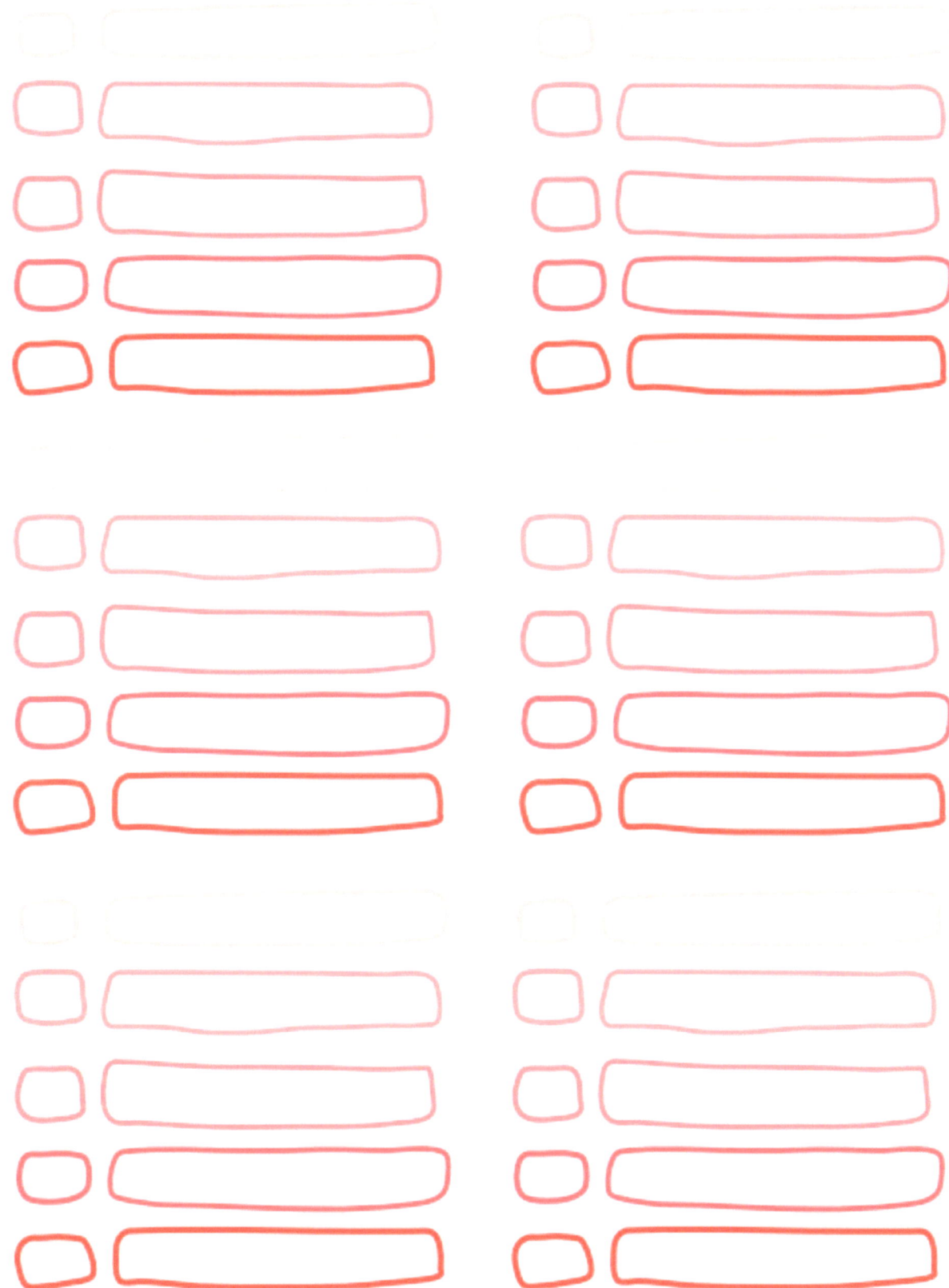

109

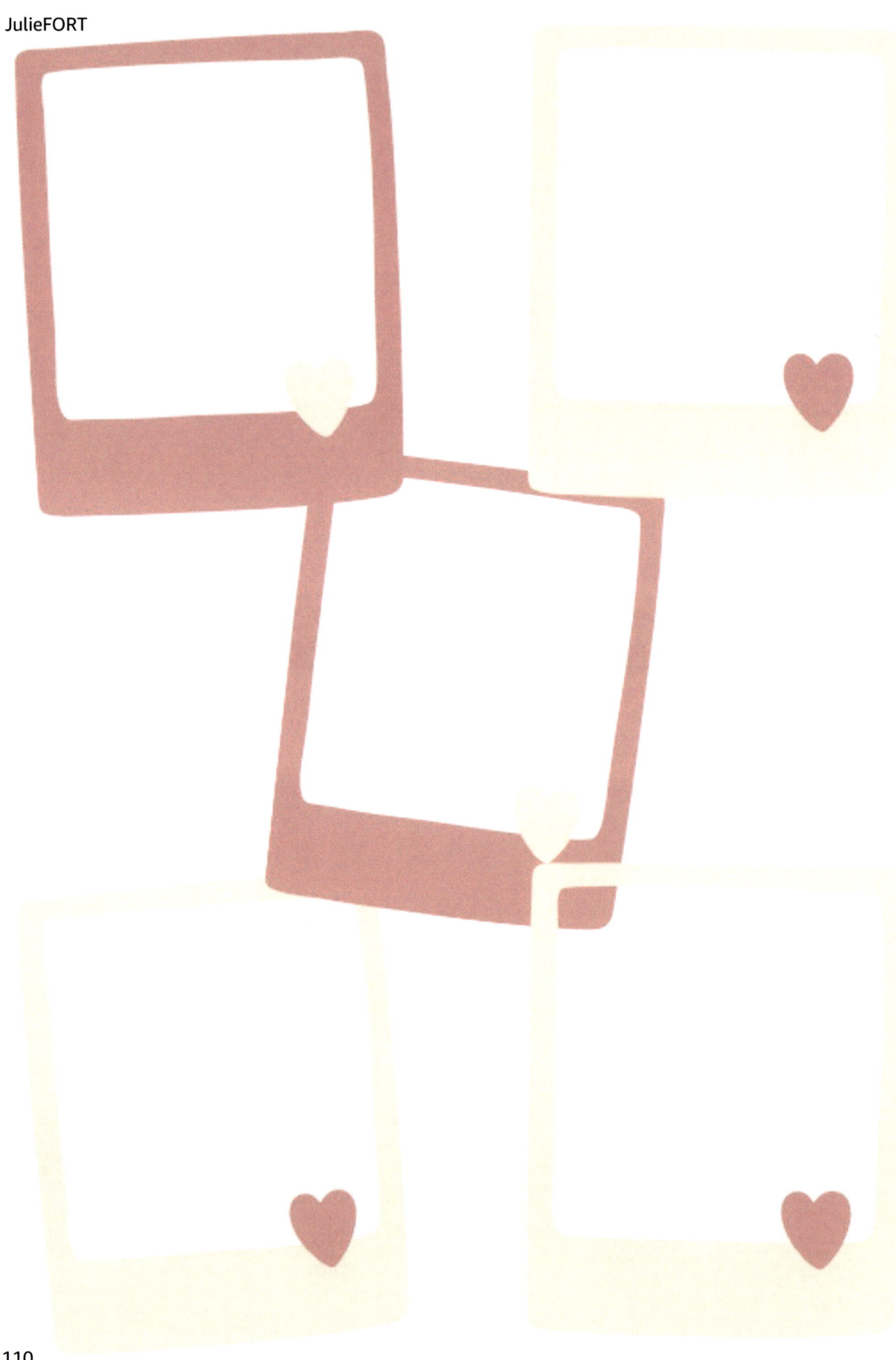

Chirurgie bariatrique : Demain t'appartient

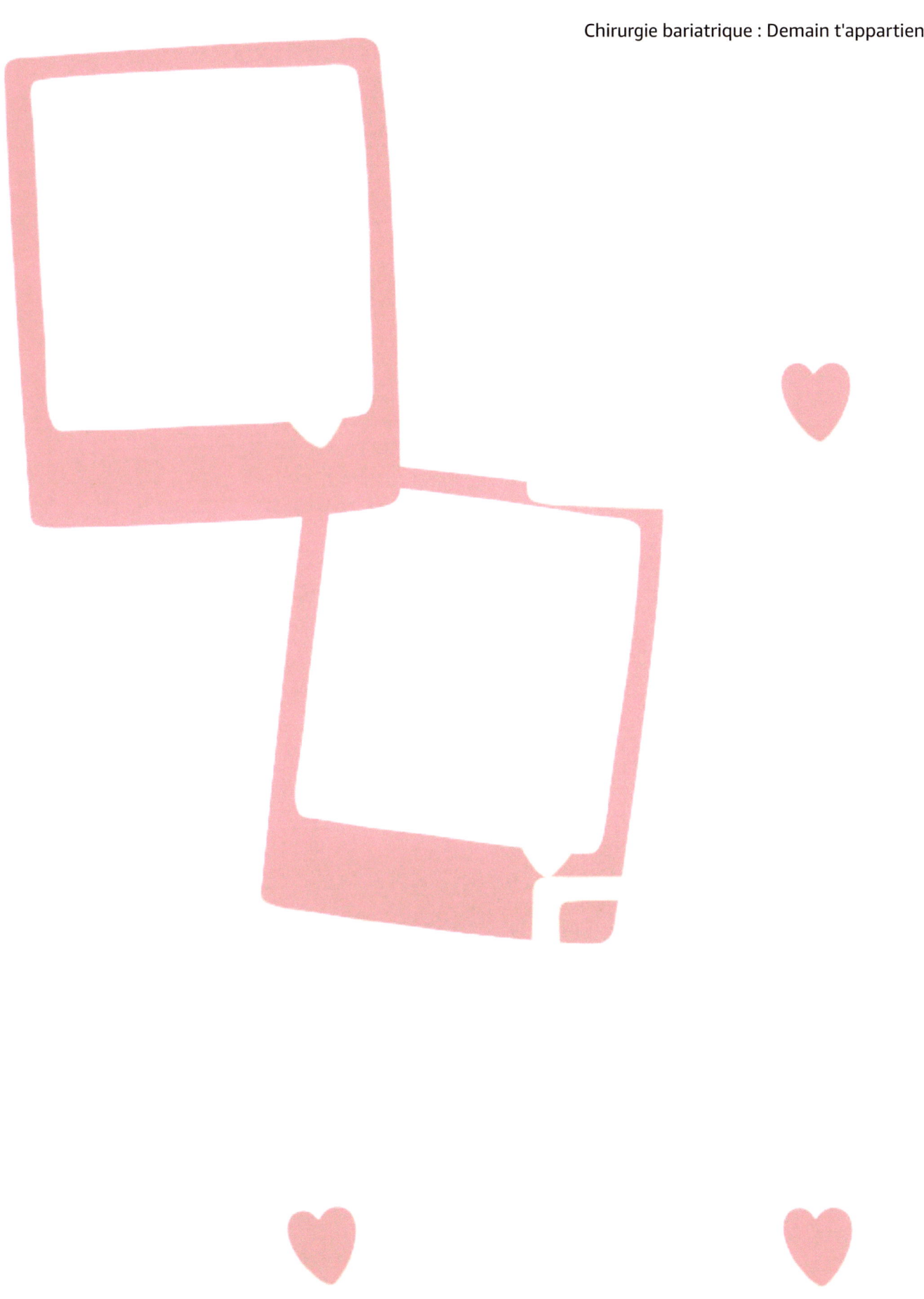

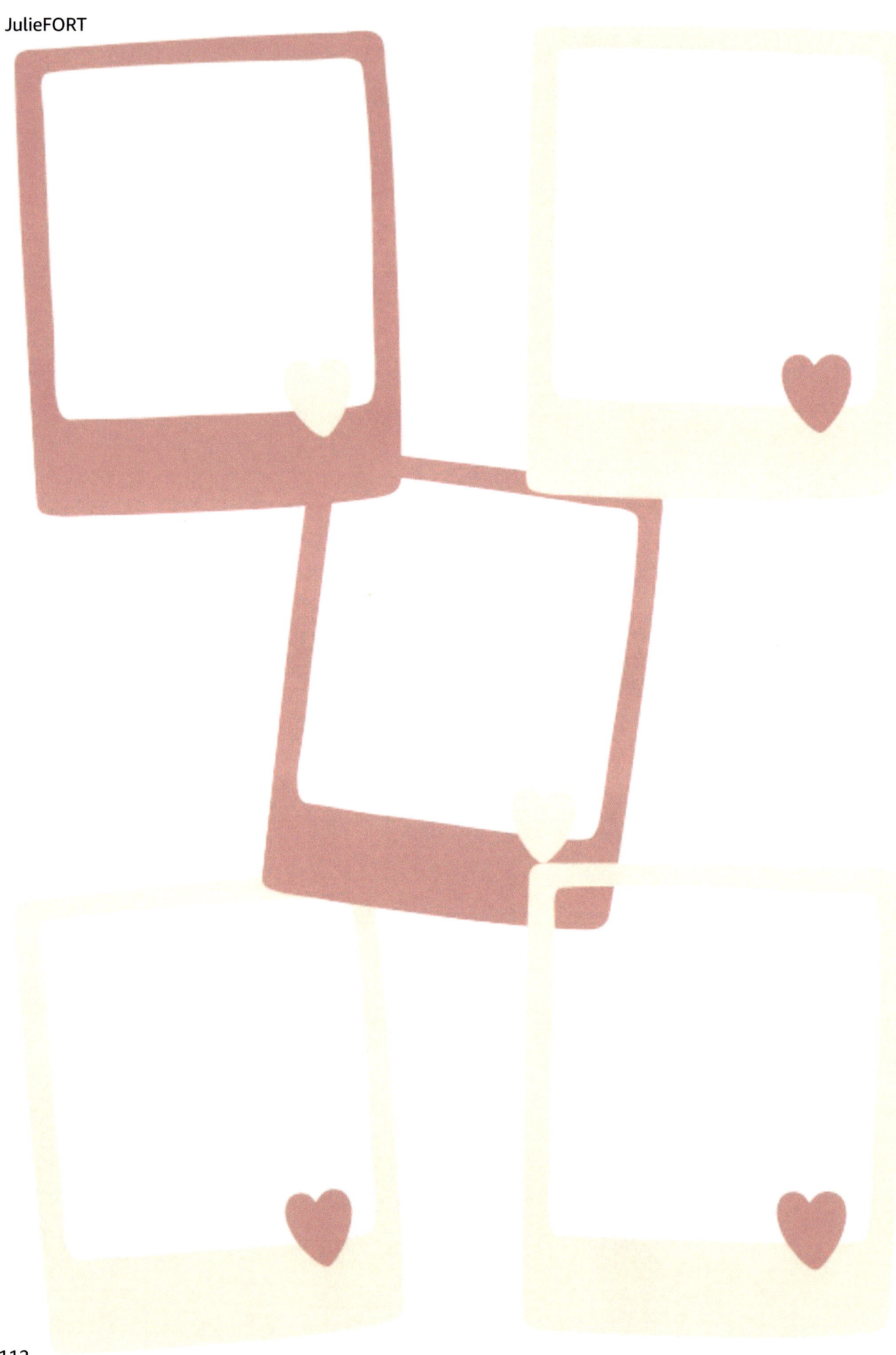

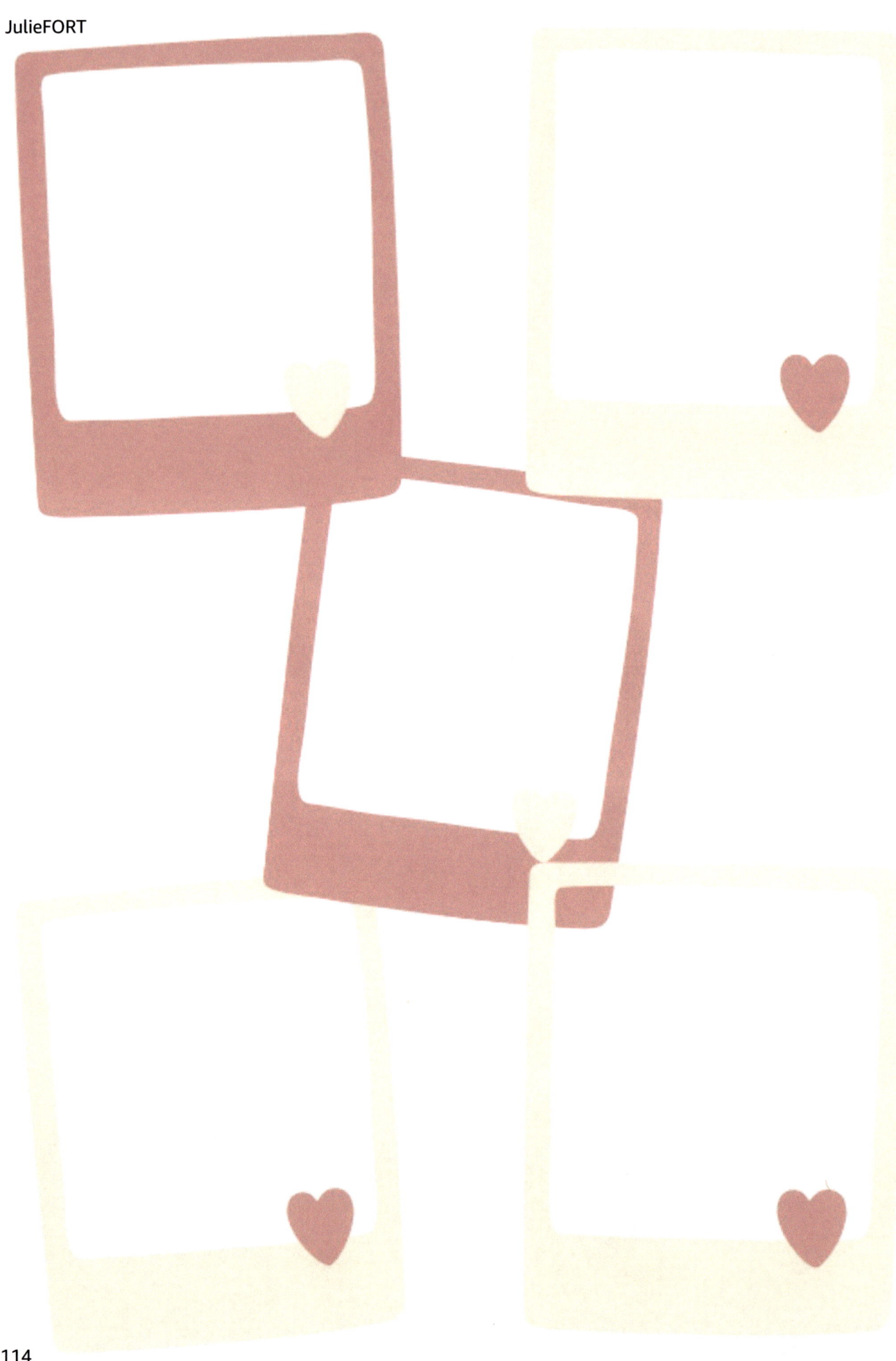

Chirurgie bariatrique : Demain t'appartient

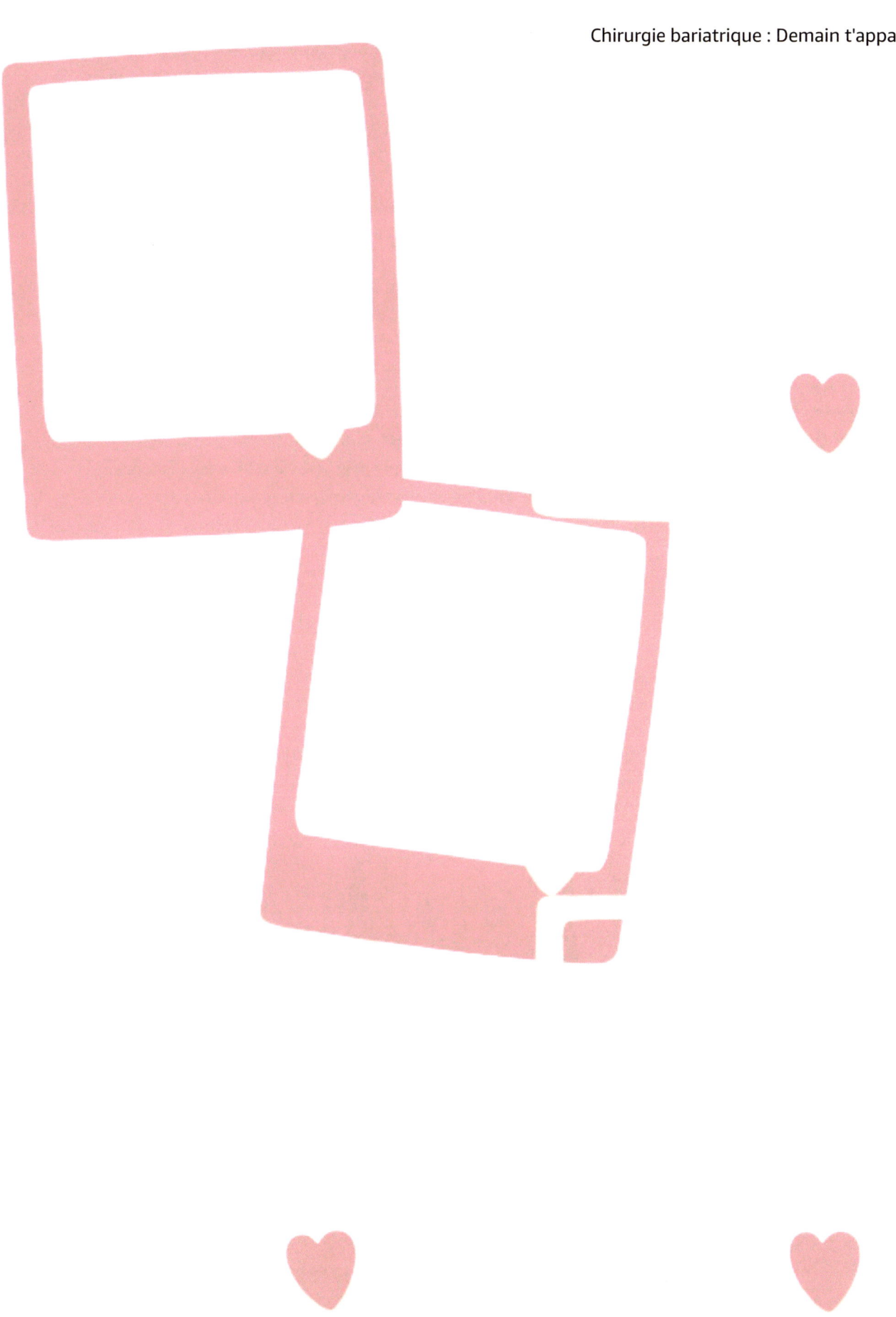

Album Recette pour les différentes périodes

Durant la période mixée, il te suffira d'ajouter plus ou moins de liquide (jus de cuisson, bouillon, lait) et de plus ou moins mixer ton plat pour obtenir la consistance liquide ou mixée que tu souhaites.
Beaucoup de recettes dans ce livre peuvent être mixées et donc dégustées à toutes les périodes !
Elles sont aussi pour la plupart modifiables à souhait, pour varier les goûts et les plaisirs.
Astuce : Pour la période mixée tu peux mixer le repas que tu fais pour toute ta famille, il suffit juste de lui donner une consistance différente. Cela permet de ne pas cuisiner plusieurs repas et de manger en quelque sorte comme eux, de te sentir moins à part !

Régale toi !

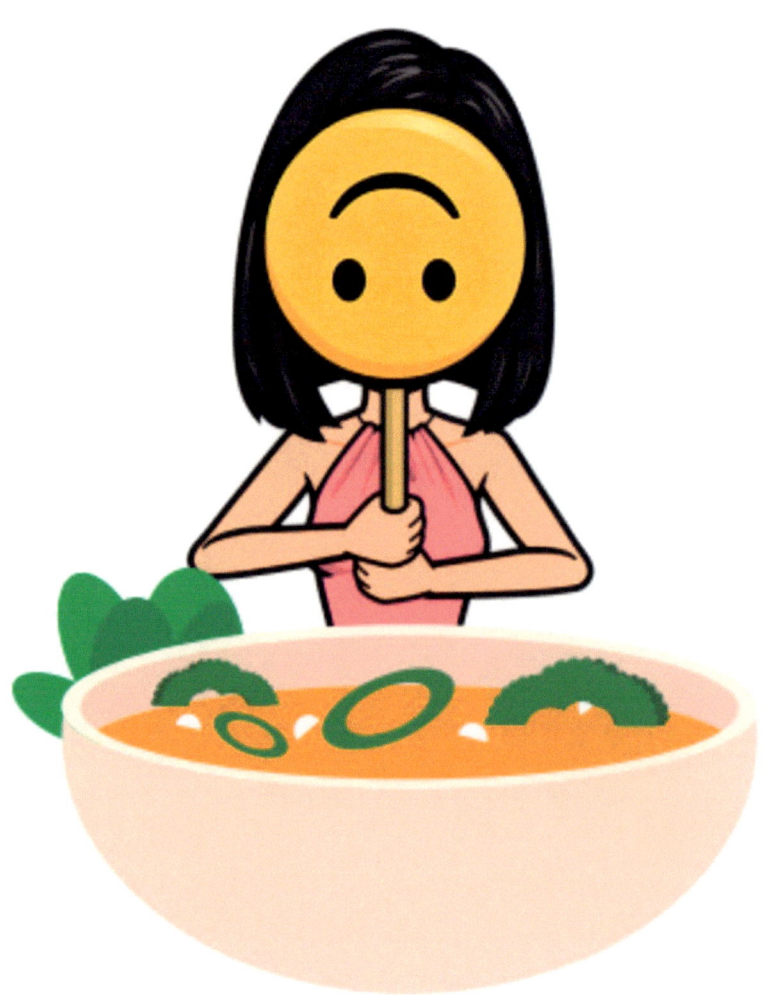

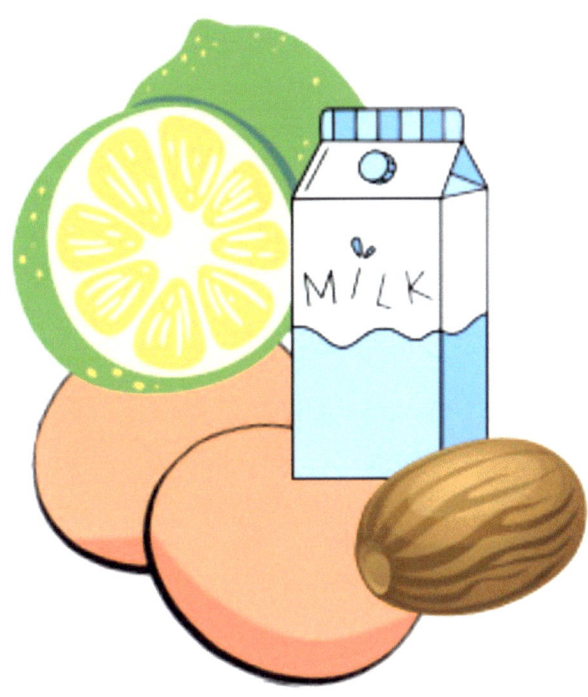

Crème des îles

Ingrédients (pour 4 à 6 personnes) :

- 4 oeufs
- 60 g de sucre ou 2 CaC de miel
- 1 L. de lait ou lait écrémé ou sans lactose
- 1 pincée de cannelle
- Un peu de noix de muscade
- Le zeste d'un citron vert
- 1 gousse de vanille
- 1 pincée de noix de muscade

- Faire chauffer le lait avec les épices, le sucre et le zeste du citron vert. Le lait doit frémir mais JAMAIS bouillir.
- À côté, mettre une louche de lait dans un bol et le laisser tiédir.
- Casser les œufs, enlever les germes et les mélanger au lait.
- Incorporer ce mélange dans la casserole, et faire chauffer à feu doux 20 min jusqu'à ce que la crème nappe la cuillère.

Se boit chaud ou froid !

Bon appétit et bonne dégustation.
l'âme de Cœur.

Périodes liquide - mixée - tendre

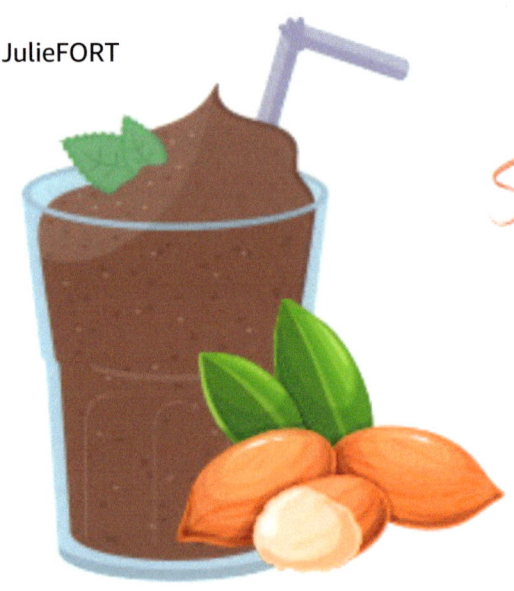

Smoothie café - amandes

Ingrédients (pour 4 personnes) :

- 500 ml de café froid
- 3 grosses CàS de poudre d'amandes
- 250 g de fromage blanc
- Une cuillère à café de sucre en poudre (facultatif)

- Mixer tous les ingrédients entre eux.
- Repartir dans des verres et mettre au frais pendant 2 h avant de déguster.

Smoothie fruit de la passion - coco

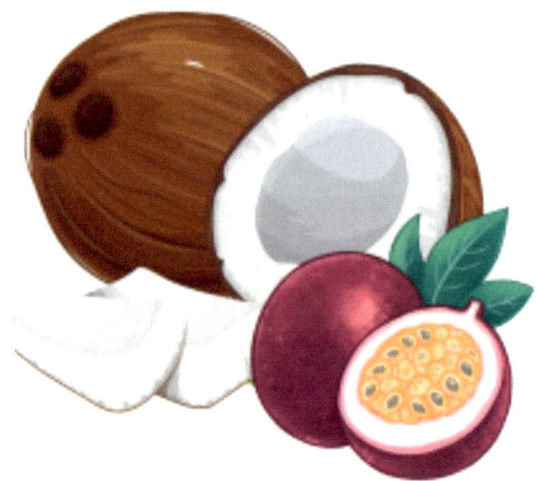

Ingrédients (pour 4 personnes) :

- 500 ml de tisane fruit de la passion ou fruits exotiques (ou tisane/thé de votre choix)
- 2 CàS de poudre de coco
- 250 g de fromage blanc
- Une CàC de sucre en poudre (facultatif)

- Laisser infuser la tisane (nombre de sachet adéquat pour 500 ml d'eau).
- Mixer tous les ingrédients entre eux.
- Repartir dans des verres et disposer au frai pendant 2h avant de déguster.

Bon appétit et bonne dégustation.
Dame de Cœur.

Périodes liquide - mixée - tendre

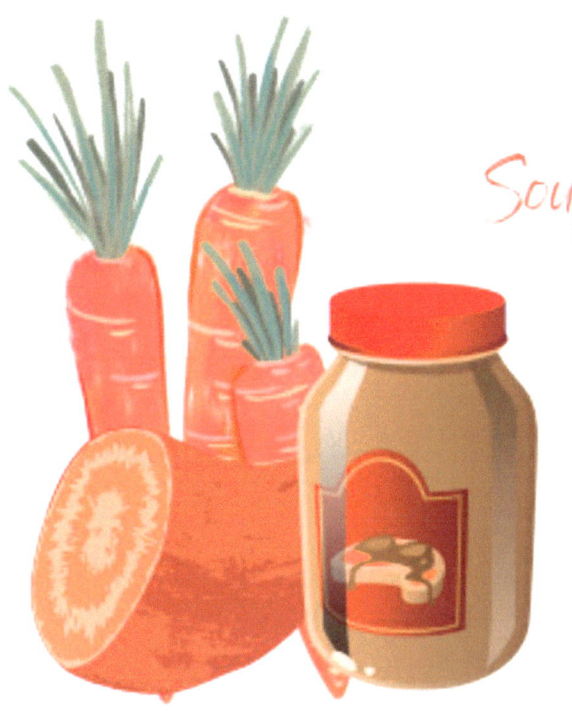

Soupe de carottes, patate douce et beurre de cacahuète

Ingrédients (pour 6 personnes) :

- 800 g de carottes
- 1 grosse patate douce
- 1 oignon
- 80 cl de bouillon de volaille
- 40 cl de lait de coco
- 2 CàS d'huile d'olive
- 1 CàC de beurre de cacahuète

- Peler les carottes et la patate douce, les couper en cubes.
- Éplucher et émincer l'oignon.
- Dans une cocotte, faire revenir les oignons avec de l'huile d'olive sans les colorer.
- Une fois les oignons translucides, ajouter les légumes et poursuivre la cuisson 5 min en remuant.
- Verser le bouillon et le lait de coco.
- Couvrir, porter à ébullition puis laisser cuire 25 min à feu doux. (Vérifier la cuisson en plantant la pointe d'un couteau).
- Égoutter les légumes et garder le jus de cuisson.
- Mixer les légumes en y ajoutant petit à petit le bouillon jusqu'à obtenir la texture souhaitée.
- Assaisonner.
- Servir puis ajouter une CaC de beurre de cacahuète.

Bon appétit et bonne dégustation.

Âme de Cœur.

Périodes liquide - mixée - tendre

Crème d'artichaut à la féta et au curcuma :

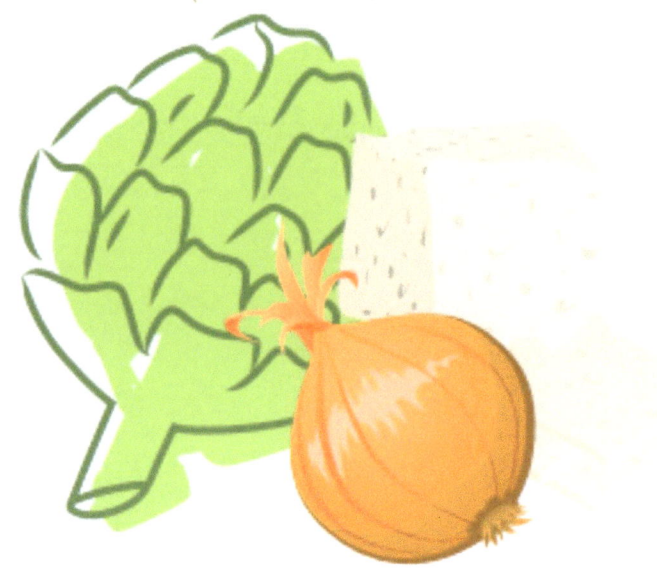

Ingrédients (pour 2 à 3 personnes) :
- fonds d'artichauts frais ou surgelés
- 1 féta
- 1 oignon
- 1 filet d'huile d'olive
- 1 filet de crème liquide
- 1 gousse d'ail
- 1 CC de curcuma
- 1 cube de bouillon de volaille
- 75 cl d'eau chaude
- sel, poivre

- Frotter les fonds d'artichauts frais afin de les nettoyer. Les décongeler s'ils sont surgelés.
- Émincer l'ail, l'oignon et couper les fonds d'artichauts en morceaux.
- Faire revenir l'oignon et l'ail dans une casserole avec un filet d'huile d'olive pendant 5 min, tout en remuant de temps en temps.
- Dans 75 cl d'eau chaude, diluer le cube de bouillon de volaille.
- Verser le bouillon de volaille dans la casserole, ainsi que le curcuma.
- Faire infuser pendant 45 min.
- Dans un bol à part, mélanger 4 CàS de crème fraîche ou de fromage blanc et y incorporer la féta émiettée. Mélanger.
- Mixer le bouillon et les fonds d'artichauts, y incorporer le mélange crème fraîche et féta.
- Mixer à nouveau.
- Assaisonner.

Bon appétit et bonne dégustation.
Dame de Cœur.

Périodes liquide - mixée - tendre

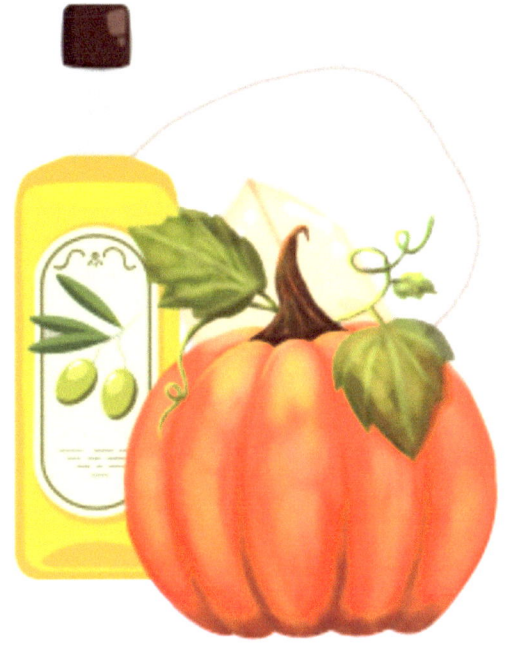

Velouté de butternut et camembert.

Ingrédients (pour 4 personnes) :

- 1 butternut ou potimarron
- 3/4 d'un camembert
- 1/2 litre de bouillon de volaille
- 1 oignon
- 1 CS d'huile d'olive
- 2 CS de crème liquide ou semie épaisse
- sel, poivre

- Éplucher la courge et la couper en morceaux. Faire cuire à la vapeur ou dans une casserole d'eau chaude pendant 25 min.
- Planter la pointe d'un couteau pour savoir si c'est cuit.
- Dans une casserole ou cocotte, mettre 1 CàS d'huile d'olive et l'oignon émincé.
- Les faire revenir et ajouter la courge cuite.
- Recouvrir avec 1/2 litre d'eau et le cube de volaille.
- Laisser mijoter pendant 10 min.
- Pendant ce temps, dans une petite casserole, mettre 4 CàS de crème fraîche ou de fromage blanc et faire chauffer à feu doux.
- Y ajouter le camembert et laisser fondre.
- Mixer les légumes avec un peu d'eau de cuisson et ajouter la crème au camembert.
- Saler et poivrer.

Bon appétit et bonne dégustation.
Âme de Cœur.

Périodes liquide - mixée - tendre

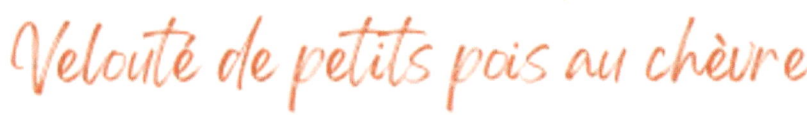
Velouté de petits pois au chèvre

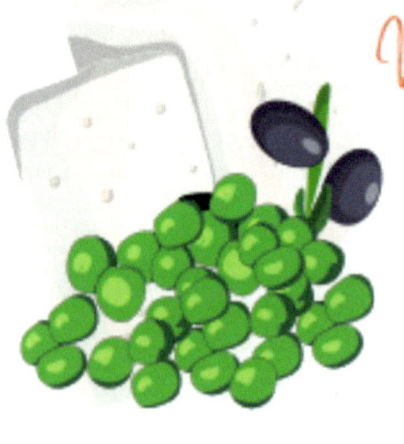

Ingrédients (pour 6 personnes) :

- 2 échalotes émincées
- 450 g de petits pois surgelés (ou frais)
- 1 cube de bouillon de légumes dans 350 ml d'eau
- sel, poivre
- 200 g de fromage de chèvre frais + 1 CàS pour le velouté
- de la menthe fraiche ciselée (optionnel)

- Dans une poêle, faire fondre une noix de beurre et y faire rissoler les échalotes.
- Ajouter les petits pois encore surgelés et le cube de bouillon dilué dans l'eau.
- Saler et poivrer.
- Faire cuire 30 min à feu moyen.
- Pendant ce temps, mélanger 200 g de chèvre frais avec les brins de menthe ciselés. Saler et poivrer.
- Passer le fromage de chèvre et la menthe au mixeur, jusqu'à obtenir une texture onctueuse, puis l'ajouter à la soupe.
- Au moment de servir, placer une quenelle de fromage frais et quelques feuilles de menthe sur le velouté.

Astuce : Tu peux y ajouter des lardons ou du bacon grillé, mixés finement. Cela donnera un petit goût de fumé et t'apportera une source de protéines en plus.

Bon appétit et bonne dégustation.
Dame de Cœur.

Périodes liquide - mixée - tendre

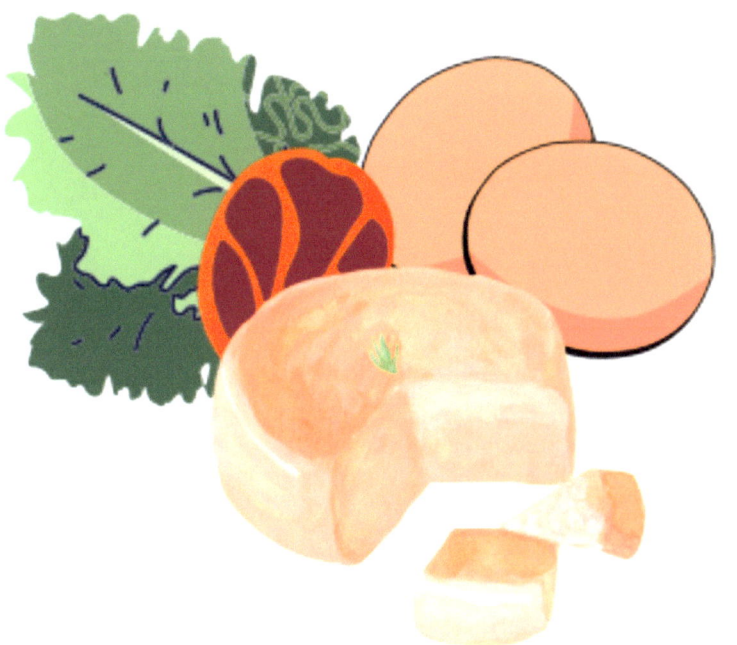

Soupe au parmesan

Ingrédients (pour 4 à 6 personnes) :

- 5 œufs
- 80 g de parmesan
- 1 oignon
- 1,2 L de bouillon de volaille
- Persil frais
- 2 pincées de paprika
- 1 pincée de noix de muscade

- Casser les œuf dans un saladier et les mélanger avec le parmesan.
- Dans une casserole, faire chauffer le bouillon, verser le mélange œufs et parmesan en fouettant sans arrêt.
- Continuer la cuisson à feu doux pendant 2 min.
- Ajouter les épices, mélanger.
- Pour le dressage, déposer quelques brins de persil frais.

Bon appétit et bonne dégustation.
L'âme de Cœur.

Périodes liquide - mixée - tendre

Gaspacho de poivron à la féta :

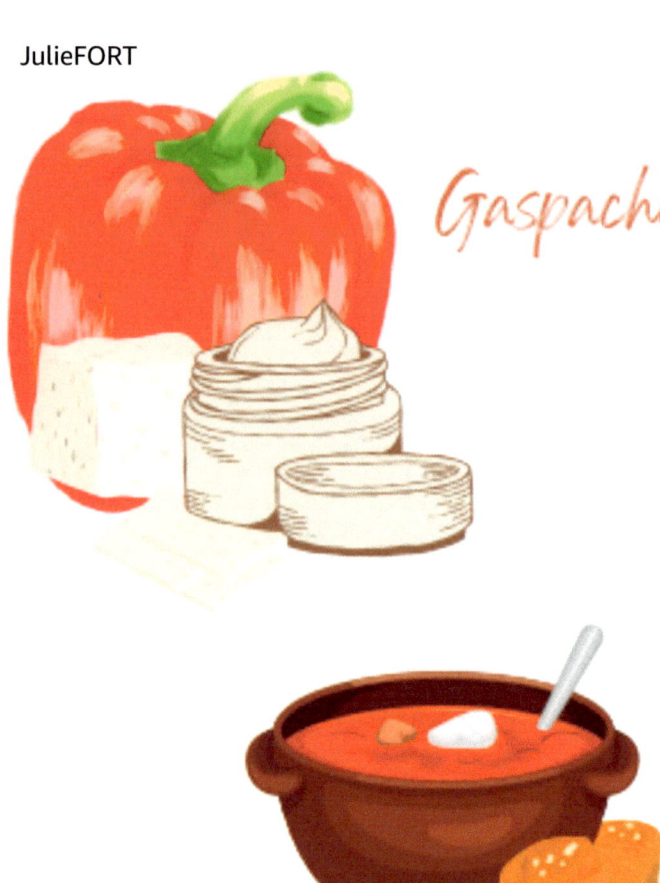

Ingrédients pour 2 personnes :

- 2 poivrons rouges grillés ou 2 poivrons rouges à griller
- 1 Féta
- 4 CàS de fromage blanc ou de crème fraiche
- Pour le dressage quelques branches de persil frais

- Faire griller 2 poivrons rouge à la plancha ou égoutter les poivron si déjà grillés.
- Mixer les 2 poivrons et la féta.
- Ajouter la crème fraiche et mixer à nouveau jusqu'à l'obtention d'un mélange assez fluide.
- Ajouter les brins de persil.
- Déguster.

Bon appétit et bonne dégustation.
Dame de Cœur.

Périodes liquide - mixée - tendre

Mousse d'ananas, coco, citron vert

Ingrédients (pour 4 à 6 personnes) :

- 250 ml de lait de coco en brique
- 30 g de poudre de coco
- 1 CàC de citron vert
- 1 gros blanc d'œuf
- 150 g d'ananas
- 1 sachet de sucre vanillé
- Sel

- Mixer l'ananas à l'aide d'un mixeur. (Couper l'ananas en petits cubes si tu es en période tendre)
- Y ajouter le citron vert. Mélanger et réserver.
- Mélanger le lait de coco et le sucre vanillé dans une casserole.
- Faire frémir doucement et retirer du feu.
- Ajouter la poudre de coco. Mélanger.
- Verser la préparation dans un saladier. Réserver.
- Monter le blanc en neige avec une pincée de sel pour qu'il soit plus ferme.
- Incorporer le blanc en neige dans la préparation lait de coco.
- Verser le mélange ananas et jus de citron dans les ramequins.
- Par dessus déposer la mousse de coco.
- Réserver au frais au moins 2h avant de déguster.

Bon appétit et bonne dégustation.
L'ame de l'œuf.

Périodes mixée - tendre

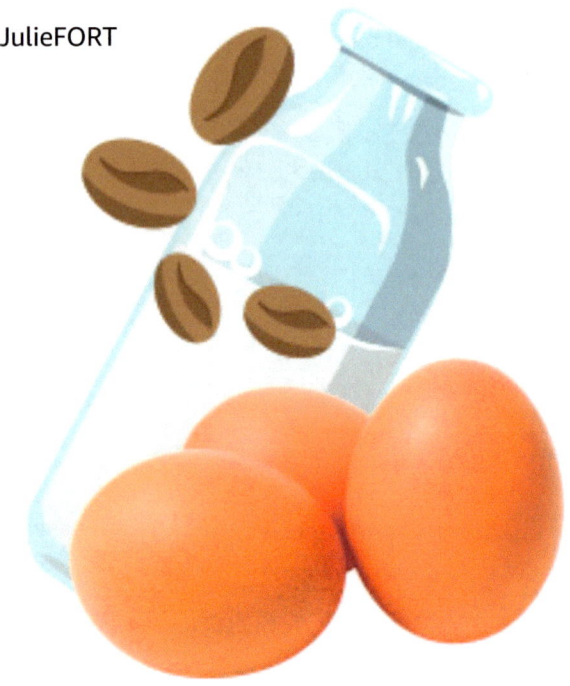

Fondant au pralin

Ingrédients pour un gâteau :

- 3 œufs
- 1 boite de lait concentré
- 1 volume et demi d'eau (volume de la boite de lait concentré)
- 100 g de pralin moulu

- Dans un saladier, casser les 3 œufs.
- Y ajouter le lait concentré, l'eau et le pralin. (Repasser le pralin au mixeur s'il n'est pas assez fin).
- Mélanger.
- Dans un moule beurré, verser le mélange.
- Enfourner au bain marie à 200° pendant 30 à 45 min.
- Placer au réfrigérateur au moins deux heures avant la dégustation.

Bon appétit et bonne dégustation.
Dame de Cœur.

Périodes mixée - tendre

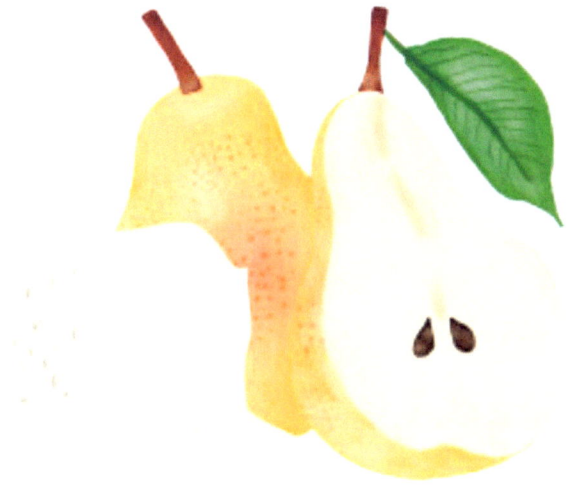

Compotée de poires au roquefort

Ingrédients pour 6 personnes :

- 3 poires
- 2 CàC de sucre en poudre (optionnel)
- 1/2 CàS d'huile d'olive
- 1/2 roquefort
- 10 CàS de crème liquide 15 % ou de fromage blanc

- Éplucher et épépiner les poires. Faire chauffer l'huile dans une poêle et y faire compoter les poires avec le sucre pendant 5 min. Réserver sur une assiette.
- Couper le roquefort en morceaux et le mélanger à la crème liquide.
- Mixer. Réserver.
- Une fois que la compotée de poire est prête, en mettre dans un petit bol ou un verre, puis faire couler par dessus la crème de roquefort.

Astuce : si tu es en période mixée, écrase tes poires et ajoute une cuillère de sauce roquefort.

Bon appétit et bonne dégustation.
L'ame de Cœur.

Périodes mixée - tendre

Mousse au chocolat à la fleur d'oranger

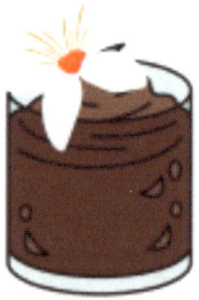

Ingrédients (pour 4 personnes) :

- 133 g de chocolat noir 70 %
- 4 œufs
- De la fleur d'oranger (au goût)
- 1 CàS de sucre

- Séparer le blanc des jaunes d'œufs et les réserver.
- Casser et faire fondre le chocolat au bain marie.
- Ajouter la fleur d'oranger au chocolat lorsqu'il est fondu, puis laisser refroidir.
- Monter les blanc en neige avec une pincée de sel pour qu'ils soient plus fermes.
- Ajouter les jaunes d'œufs au chocolat fondu. Mélanger.
- Ajouter les blancs en neige dans le mélange chocolat, jaunes d'œufs puis brasser délicatement.
- Placer au frais au moins 1h30 avant de déguster.

Gâteau de semoule au chocolat

Ingrédients (pour 6 personnes) :

- 125 g de semoule de blé
- 1 L de lait
- 2 œufs
- 1 sachet de sucre vanillé
- 2 ou trois carrés de chocolat

- Préchauffer le four à 190°.
- Faire frémir le lait dans une casserole à feu moyen.
- Faire fondre les carrés de chocolat au bain marie.
- Ajouter la semoule, le chocolat et le sucre vanillé au lait, laisser cuire quelques minutes en remuant.
- Battre les œufs et les ajouter hors du feu au reste de la préparation.
- Verser la pâte dans un moule rond.
- Enfourner pendant environ 20 min jusqu'à ce que le gâteau soit doré.

Périodes mixée - tendre

Bon appétit et bonne dégustation.
Dame de Cœur.

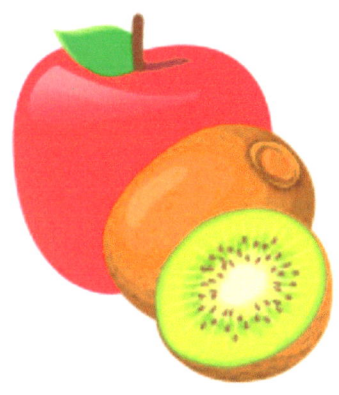

Crème pomme kiwi

Ingrédients (pour 4 à 6 personnes) :

- 1 pomme
- 1 kiwi
- 1/2 verre de lait
- 1 càs de fromage blanc
- 1 càc de miel

- Dans une casserole légèrement beurrée, faire compoter la poire et le kiwi.
- Dans un mixeur, mettre le fromage blanc, le miel et le lait, puis y ajouter les fruits cuits.
- Mixer et déguster.

Crème au café

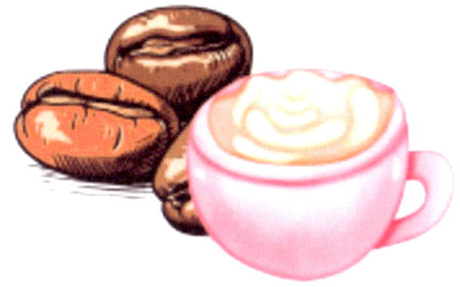

Ingrédients (pour 4 à 6 personnes) :

- 500 ml de lait
- 10 g de sucre vanillé
- 20 g de Maizena
- 2 oeufs
- 50 g de fromage blanc ou de crème fraiche légère fluide
- 2 CàS de café soluble

- Dans un bol, casser les œufs et les battre.
- Dans une casserole, faire chauffer le lait, le sucre vanillé, la maïzena et les œufs pendant 5 min. Le mélange ne doit pas bouillir.
- Ajouter le café et mélanger.
- Ajouter la crème fraiche ou le fromage blanc et mélanger.
- Disposer le contenu dans des ramequins.
- Placer au frais 2 h avant de déguster.

Bon appétit et bonne dégustation.

Pame de Coeur.

Périodes mixée - tendre

Mousse de betteraves boursin et saumon fumé

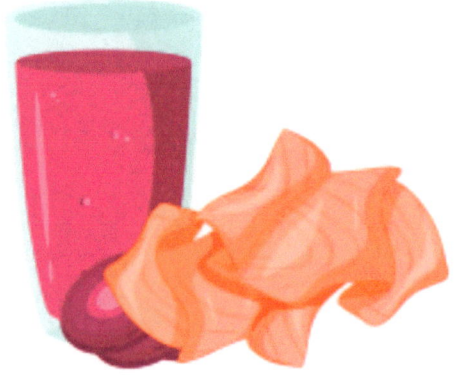

Ingrédients pour 6 personnes :

- 500 g de betteraves cuites
- 200 g de Boursin
- 4 tranches de saumon fumé
- Persil, ciboulette

- Dans un mixeur, mixer tous les ingrédients ensemble.
- Repartir dans des verres ou des ramequins et disposer au frais

Mousse avocat et crevettes au curry

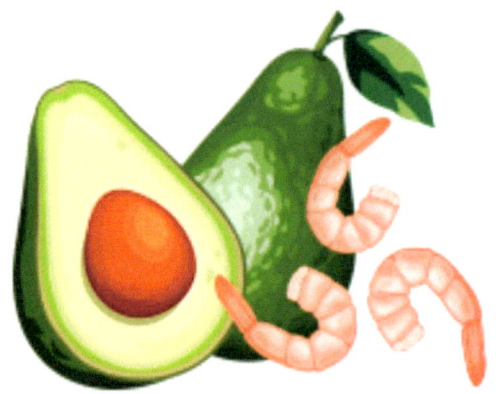

Ingrédients pour 6 personnes :

- 500 g d'avocat
- 500 g de crevettes cuites
- 1 CàS de crème fraiche épaisse ou de fromage blanc
- Ail et curry (au gout)

- Dans une poêle légèrement beurrée, faire sauter l'ail a feu vif et y ajouter les crevettes.
- Baisser le feu et prolonger la cuisson en ajoutant la crème fraiche et le curry.
- Ajouter tous les ingrédients dans un mixeur et mixer.
- Saler et poivrer.

Bon appétit et bonne dégustation.
Dame de Cœur.

Périodes mixée - tendre

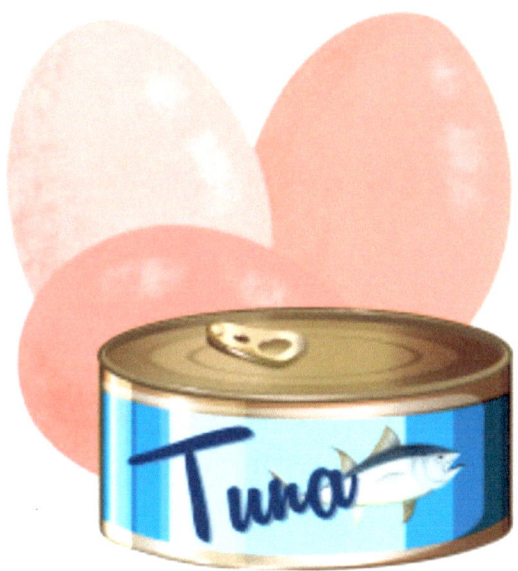

Pain de thon

Ingrédients pour un pain:

- 6 œufs
- 1 grosse boite de thon ou 2 petites
- 500 g de gruyère râpé.
- 1 petite boite de crème liquide ou 25 cl de fromage blanc
- Sel, poivre
- 3 CàC de concentré de tomates
- Muscade (au goût)

- Beurrer et fariner le moule (à cake de préférence, ou individuels).
- Mélanger tous les ingrédients.
- Faire cuire au bain marie à 200° pendant 30 à 40 min.
- Mettre au frais.

Astuce : Si tu es en période mixée, tu peux mixer ta part !

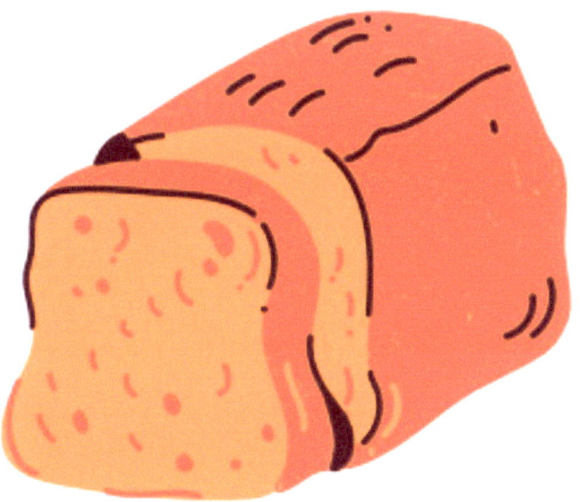

Périodes mixée - tendre

Quiche Poivron, oignons, féta

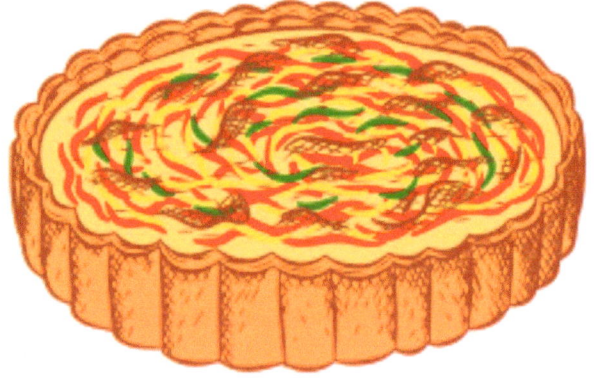

Ingrédients pour une quiche :

- 1/4 de litre de lait
- 10 cl de crème fraiche ou fromage blanc
- 2 grosses CàS de farine
- Un peu de gruyère râpé pour le gratin
- Sel et poivre
- 2 poivrons rouges
- 1 oignon
- 1 féta

- Dans une poêle, faire revenir les oignons et les poivrons émincés au préalable jusqu'à ce qu'ils soient dorés et croustillants.
- Dans un saladier, mélanger le lait, la crème fraiche ou le fromage blanc, la farine, le sel et le poivre.
- Y incorporer les oignons et les poivrons cuits. Émietter les 3/4 de la féta.
- Verser le mélange dans un moule à tarte, finir d'émietter la féta sur le dessus et ajouter du fromage râppé pour le gratin.
- Cuire 30 min à 200°

Astuce : Si tu es en période mixée, la quiche n'a pas de pâte, donc tu peux mixer ta part !
Tu peux également y mettre tous les légumes que tu veux afin de varier et transformer cette recette à souhait !

Bon appétit et bonne dégustation.
Dame de Cœur.

Périodes mixée - tendre

Crumble automnal

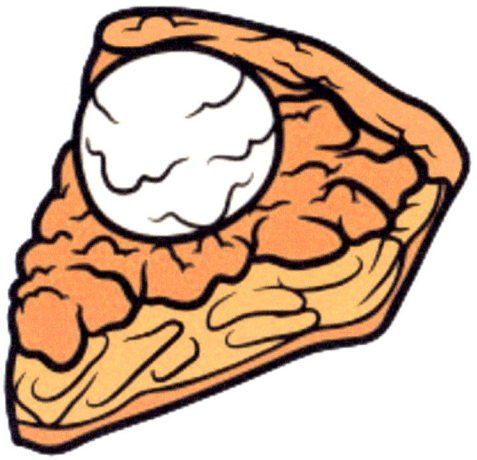

Ingrédients pour 6 personnes :

- 1 potimarron frais ou surgelé
- 400 g de carottes fraiches
- 120 g de chèvre frais
- 1 oignon
- 140 g de farine
- 75 g de beurre à température ambiante
- 3 CàS de parmesan
- Herbes de Provence

- Préchauffer le four à 170°.
- Laver le potimarron et les carottes.
- Couper le potimarron en morceaux et les carottes en rondelles, émincer l'oignon.
- Dans un saladier, ajouter la farine, le parmesan et le beurre.
- Mélanger afin d'obtenir le crumble (texture d'une pate sableuse).
- Dans un plat à gratin, déposer les légumes et ajouter de l'huile d'olive, du sel et du poivre et les herbes de Provence.
- Mélanger le tout.
- Ajouter le fromage de chèvre émietté, puis le crumble par dessus.
- Enfourner 1 h

Astuce : si tu es en période mixée, tu peux mixer ta part pour obtenir une purée !
Tu peux également mettre tous les légumes que tu veux afin de varier et transformer cette recette à souhait !

Bon appétit et bonne dégustation.
l'ame de Coeur.

Périodes mixée et tendre

Lasagnes d'aubergines

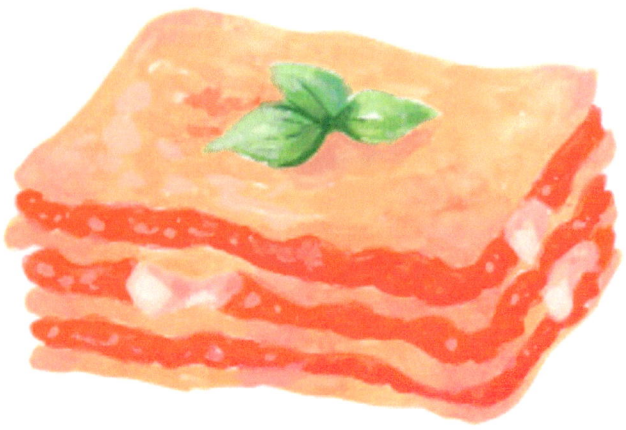

Ingrédients pour 6 personnes :

- 3 aubergines
- 2 gousses d'ail
- 800 g de viande hachée
- 800 g de coulis de tomates
- Basilic
- 8 boules de mozzarella
- Des pâtes à lasagnes
- Du sucre en morceaux pour réduire l'acidité des tomates (si besoin)

- Préchauffer le four à 200°.
- Couper les aubergines en tranches, ainsi que la mozzarella.
- Dans une poêle légèrement huilée, faire revenir l'ail et y ajouter la viande hachée. Faire cuire doucement. Réserver.
- Dans une autre poêle, faire griller les tranches d'aubergines de chaque coté.
- Dans un plat allant au four, tapisser le fond de coulis de tomate avec le basilic.
- Monter les étages : mettre les pates à lasagnes, puis une couche de viande puis une couche d'aubergines, de la mozzarella.
- Répéter l'opération jusqu'à épuisement des ingrédients.
- Terminer par une couche de coulis de tomate basilic et mozzarella
- Enfourner 20 à 30 min.

Astuce : Si tu es en période mixée, tu peux mixer ta part

Bon appétit et bonne dégustation.
Dame de Cœur.

Périodes mixée et tendre

Feuilleté de saumon poireaux sauce pineau

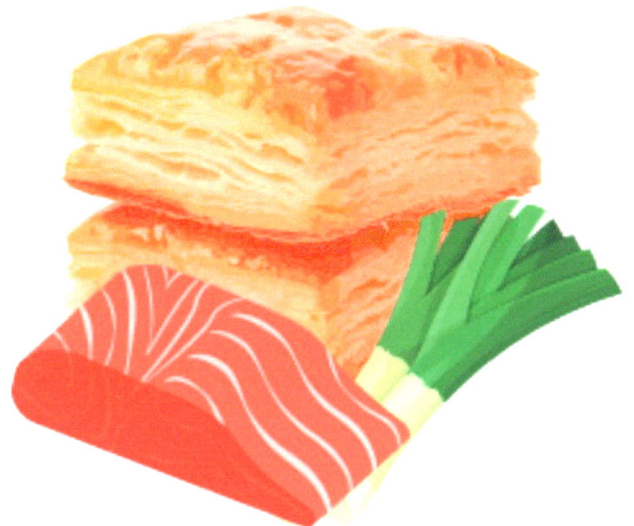

Ingrédients pour 4 personnes :

- 1 pâte feuilletée
- 1 pavé de saumon
- 250 gr de poireaux frais ou surgelés
- 1 oignon
- 1 jaune d'œuf pour la dorure
- 1 CàS d'huile d'olive
- Sel poivre

Pour la sauce :

- 25 cl de crème fraîche liquide ou de fromage blanc
- 3 CàS de pineau (+ ou - selon le goût)

- Préchauffer le four à 180°.
- Sortir la pâte feuilletée du réfrigérateur pour qu'elle soit à température ambiante.
- Éplucher et émincer l'oignon.
- Dans une poêle, verser l'huile d'olive et y faire revenir l'oignon.
- Ajouter les poireaux avec du sel du poivre.
- Faire cuire jusqu'à évaporation complète de l'eau. (ou faire cuire les poireaux au préalable en cocotte et les ajouter au mélange après).
- Ajouter la crème fraîche ou le fromage blanc, laisser cuire doucement 2 min, puis ajouter le pineau. Laisser cuire à feu doux de nouveau pendant 2 ou 3 min.
- Dérouler la pâte feuilletée et la piquer à l'aide d'une fourchette.
- Au centre et sous forme de "bande", y déposer la préparation avec les poireaux.
- Placer le filet de saumon sur la préparation à base de poireaux.
- Refermer le feuilleté, et écraser les bords avec une fourchette afin qu'il soit étanche.
- Le badigeonner avec un jaune d'œuf.
- Strier le dessus avec un couteau.
- Enfourner pendant 20 min.

Bon appétit et bonne dégustation.

l'âme de Coeur.

Périodes tendre

Le bol renversé de Dame de Coeur :

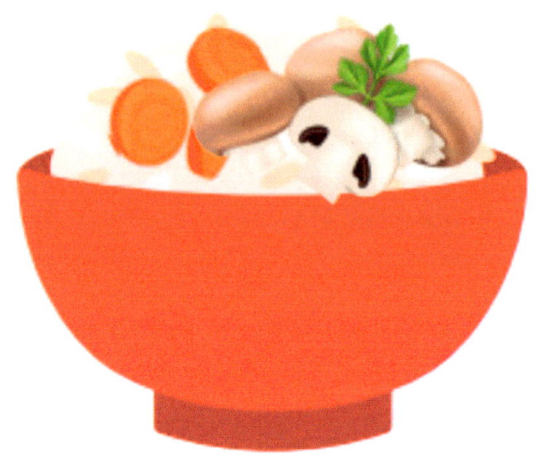

Ingrédients (pour 4 personnes) :

- 2 carottes moyennes
- 3 blancs de poulet
- 4 portions de riz blanc ou complet cuit
- 4 oeufs
- 200 g de champignons frais
- 3 gousses d'ail
- Sauce soja salée
- Sauce huitre
- Fécule de maïs
- 2 tranches d'ananas (facultatif) pour un côté sucré salé

- Emincer le poulet, le saler et le poivrer.
- Couper les carottes en rondelles fines, émincer les champignons.
- Faire revenir le poulet dans un filet d'huile, ajouter les légumes et l'ail.
- Pendant ce temps, faire compoter les tranches d'ananas coupées en morceaux. Réserver.
- Dans un bol, mélanger 2 CàS de sauce soja salée, 2 CàS de sauce huire, 2 CàS d'eau et 1 CàS de fécule de maïs.
- Verser le mélange sur le poulet et les légumes. Laisser mijoter 3 min à feu vif.
- Faire cuire 4 œufs au plat.

Le montage :

- Dans un bol ou un ramequin, verser l'œuf au plat (le jaune face au bol), puis le mélange de viande et de légumes puis le riz.
- Bien tasser et finir par y déposer un lit d'ananas.
- Retourner le bol. C'est prêt !

Bon appétit et bonne dégustation.

Dame de Cœur.

Périodes tendre

Pancakes aux tomates séchées et au chèvre

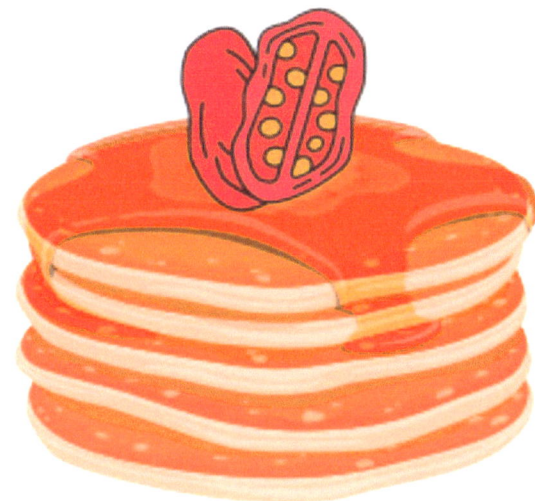

- 2 œufs
- 25 cl lait
- 4 CàS d'huile des tomates séchées
- 200 g farine
- 10 g levure chimique
- 150 g de chèvre frais
- 5 ou 6 tomates séchées
- Herbes de Provence
- poivre

- Battre les œufs avec le lait et l'huile des tomates séchées.
- Emincer très finement les tomates séchées.
- Ajouter la farine et la levure dans le mélange œuf et lait.
- Ajouter le chèvre frais dans le mélange et rajouter les tomates séchées et les herbes de Provence.
- Mettre une poêle légèrement huilée à chauffer, ajouter une louche du mélange.
- Laisser cuire quelques minutes de chaque côté et déguster.

Bon appétit et bonne dégustation.

L'âme de Cœur.

Périodes tendre

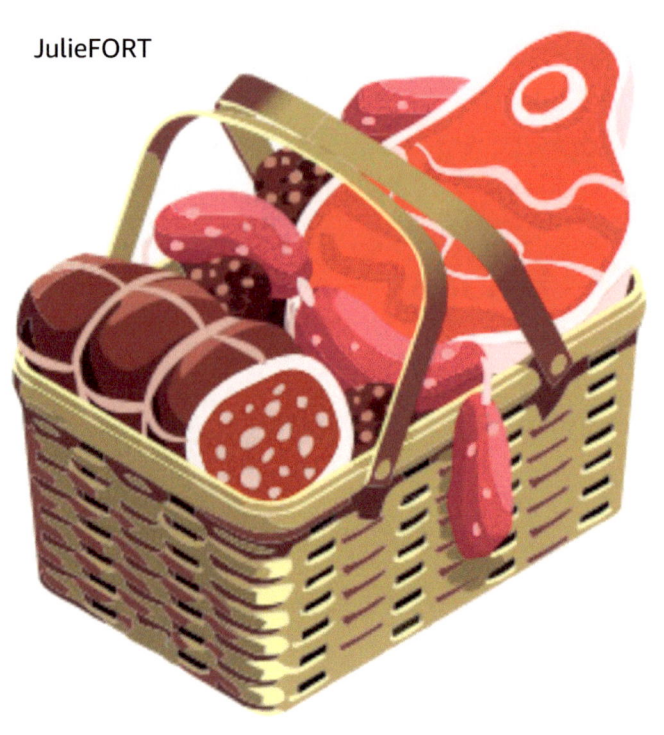
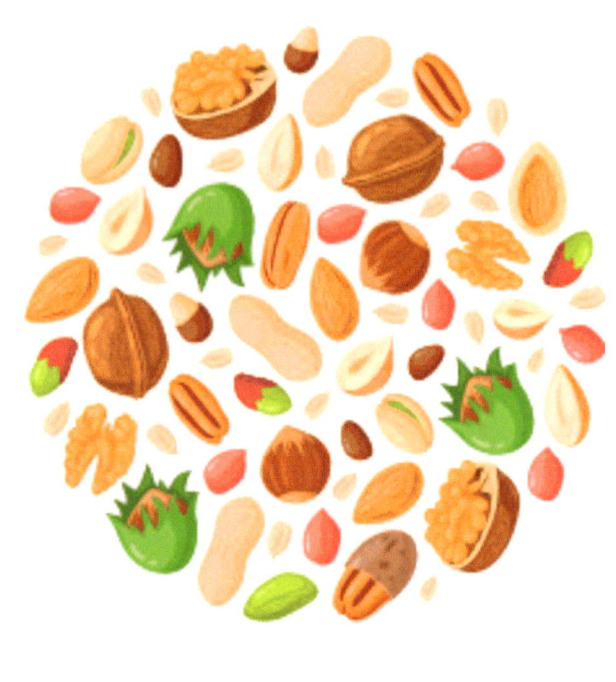

Les principales catégories d'aliments

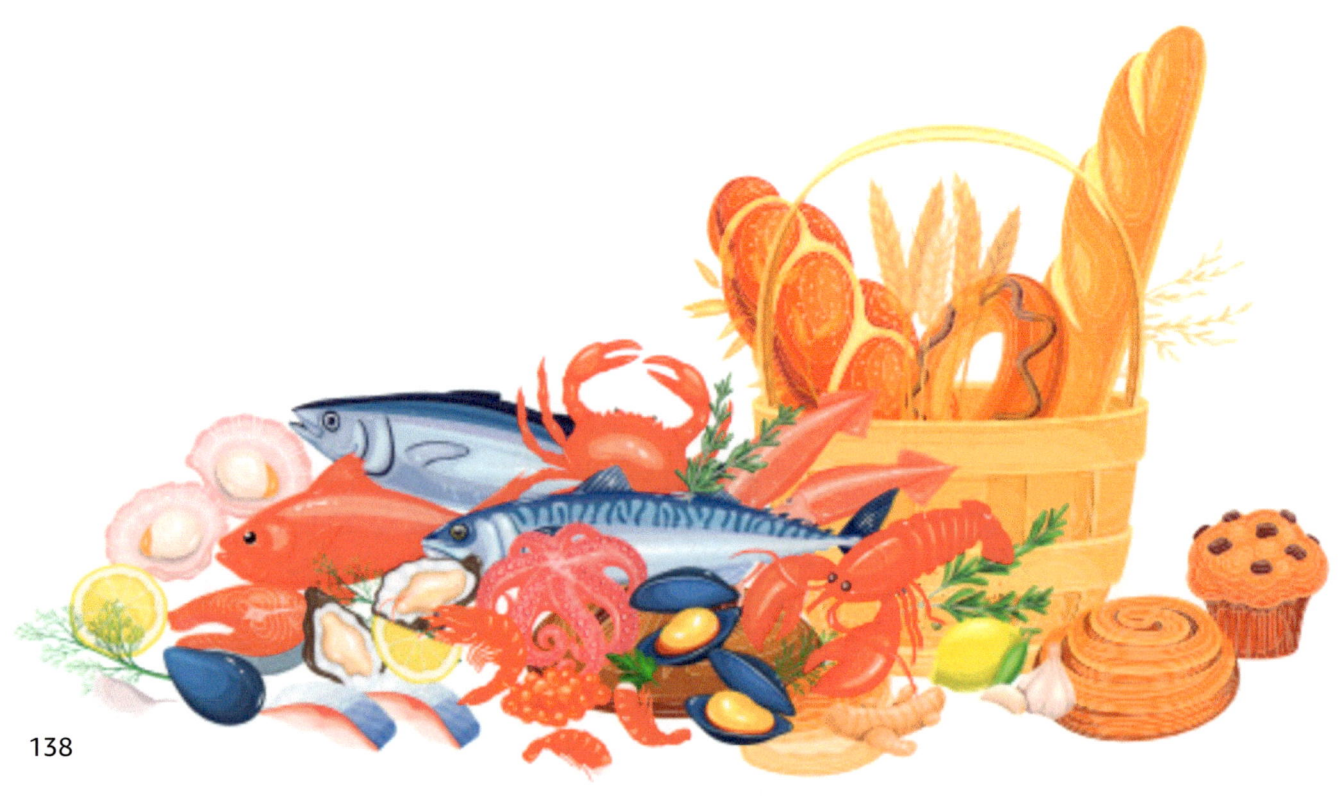

Les aliments riches en protéines animales

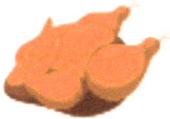

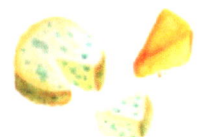

Les viandes blanches (20 g pour 100 g) | Les poissons (20 g pour 100 g) | Le lait, yaourt demi-écrémé (4 g pour 100 ml) | Les fromages (25 g pour 100 g)

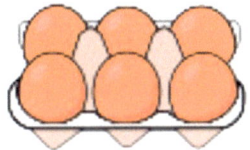
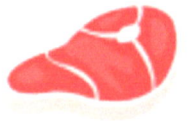
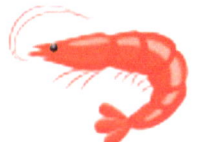

Le fromage blanc (7 g pour 100 g) Skyr (10 g pour 100 g) | Les oeufs surtout le blanc (+/- 13 g pour 100 g) | Les viandes rouges (20 g pour 100 g) | Les fruits de mer (20 g pour 100 g)

Les principaux féculents

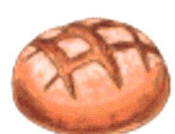

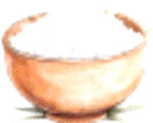

Le pain blanc et complet | Les pâtes blanches, pâtes complètes | Le riz blanc, basmati ou complet | Le quinoa

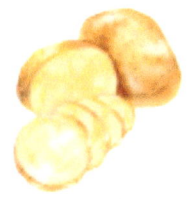
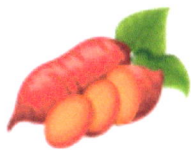
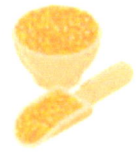

La pomme de terre cuite | La patate douce cuite | La polenta cuite | La semoule cuite

Les fruits et légumes

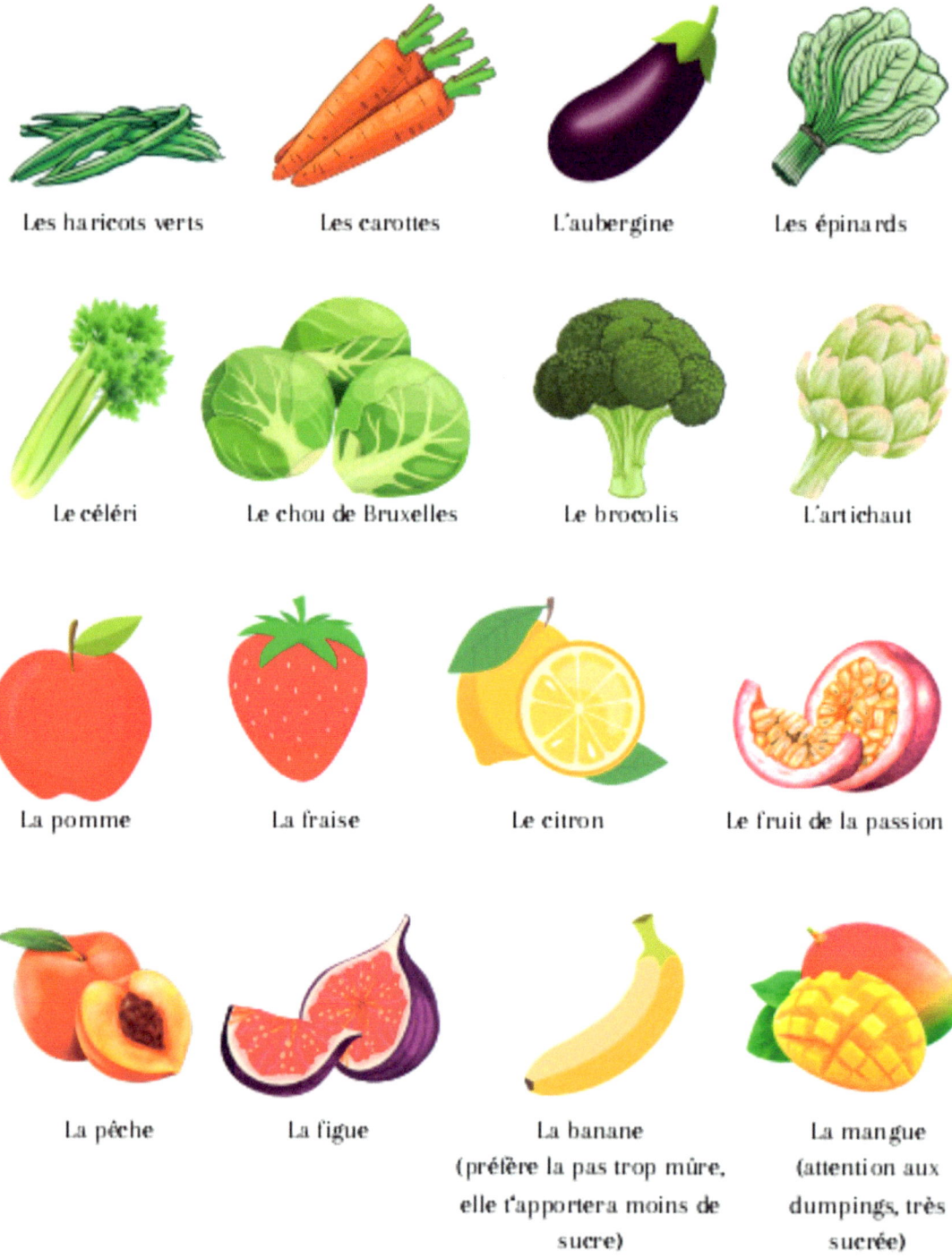

Les haricots verts — Les carottes — L'aubergine — Les épinards

Le céleri — Le chou de Bruxelles — Le brocolis — L'artichaut

La pomme — La fraise — Le citron — Le fruit de la passion

La pêche — La figue — La banane (préfère la pas trop mûre, elle t'apportera moins de sucre) — La mangue (attention aux dumpings, très sucrée)

Les principaux oléagineux

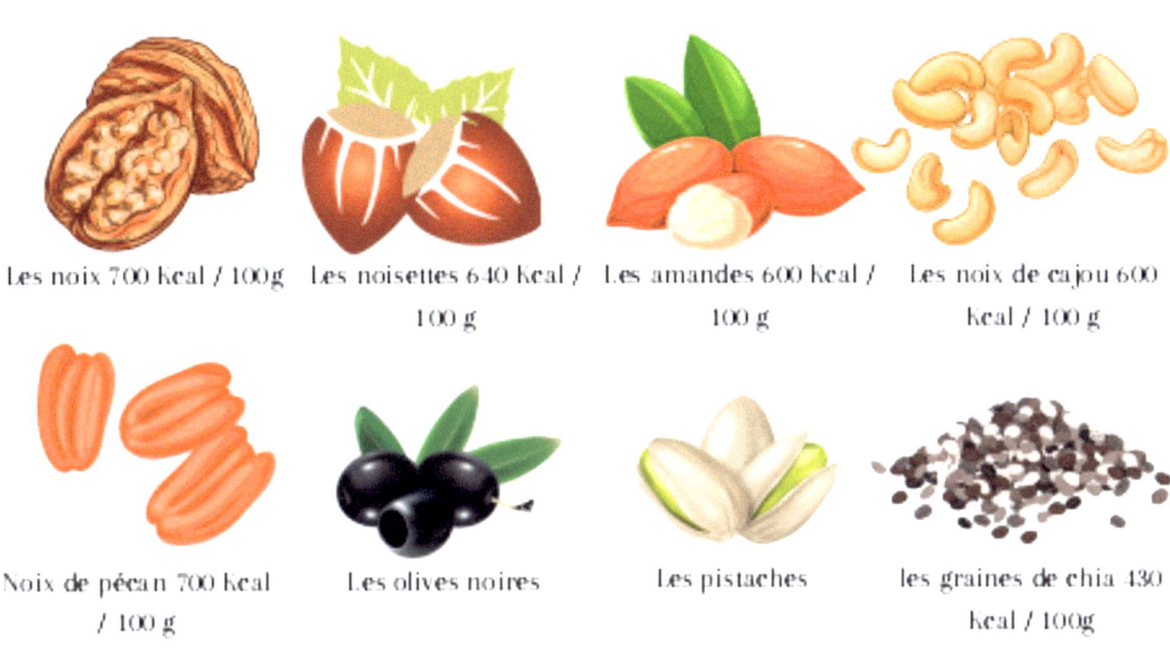

Quelques aromates et épices

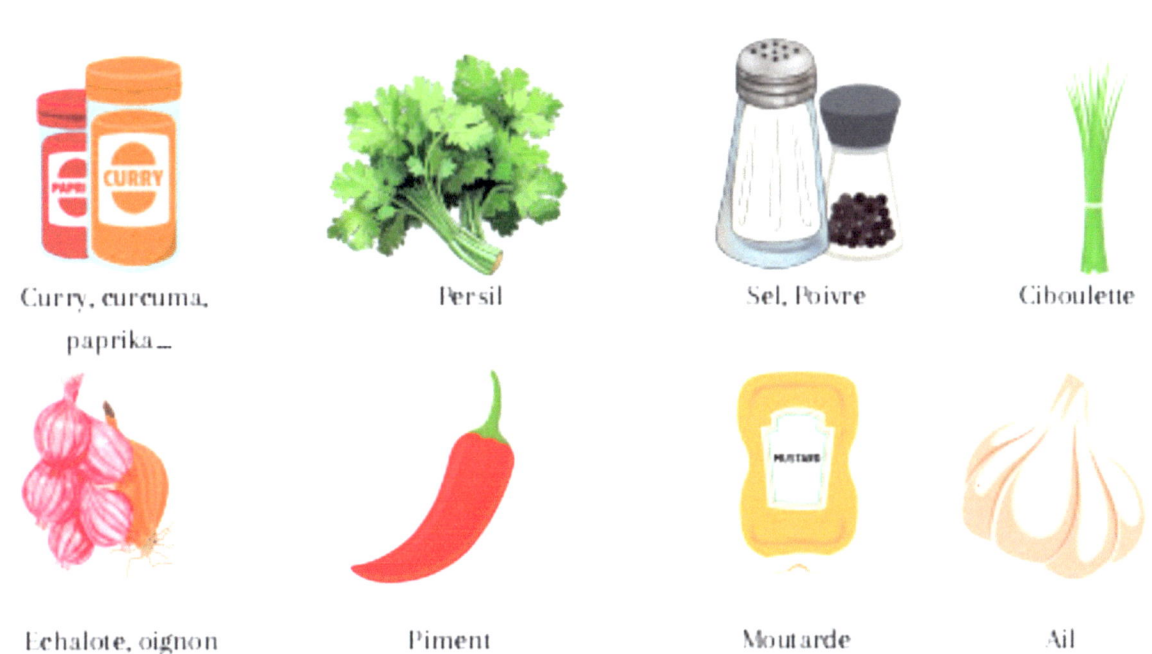

Les légumineuses

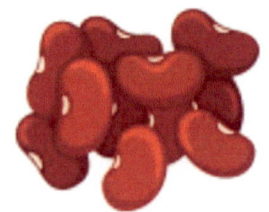
Les haricots rouges (9 g de protéines pour 100 g cuits)

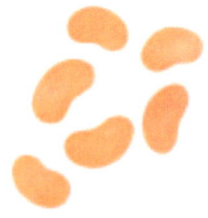
Les haricots blancs (7 g pour 100 g cuits)

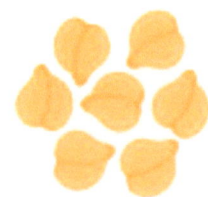
Les pois chiches (8 g pour 100 g cuits)

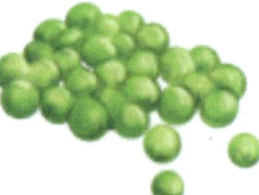
Les petits pois (5 g pour 100 g cuits)

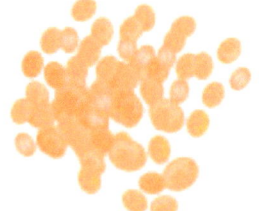
Le soja (38 g pour 100 g cuits)

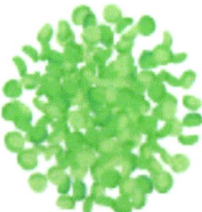
Les pois cassés (8 g pour 100 g cuits)

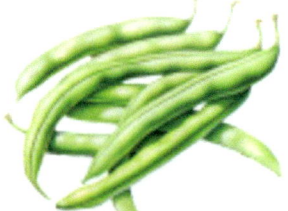
Les fèves (26 g pour 100 g crus)

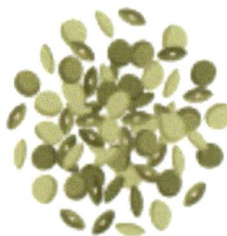
Les lentilles (9 g pour 100 g cuits)

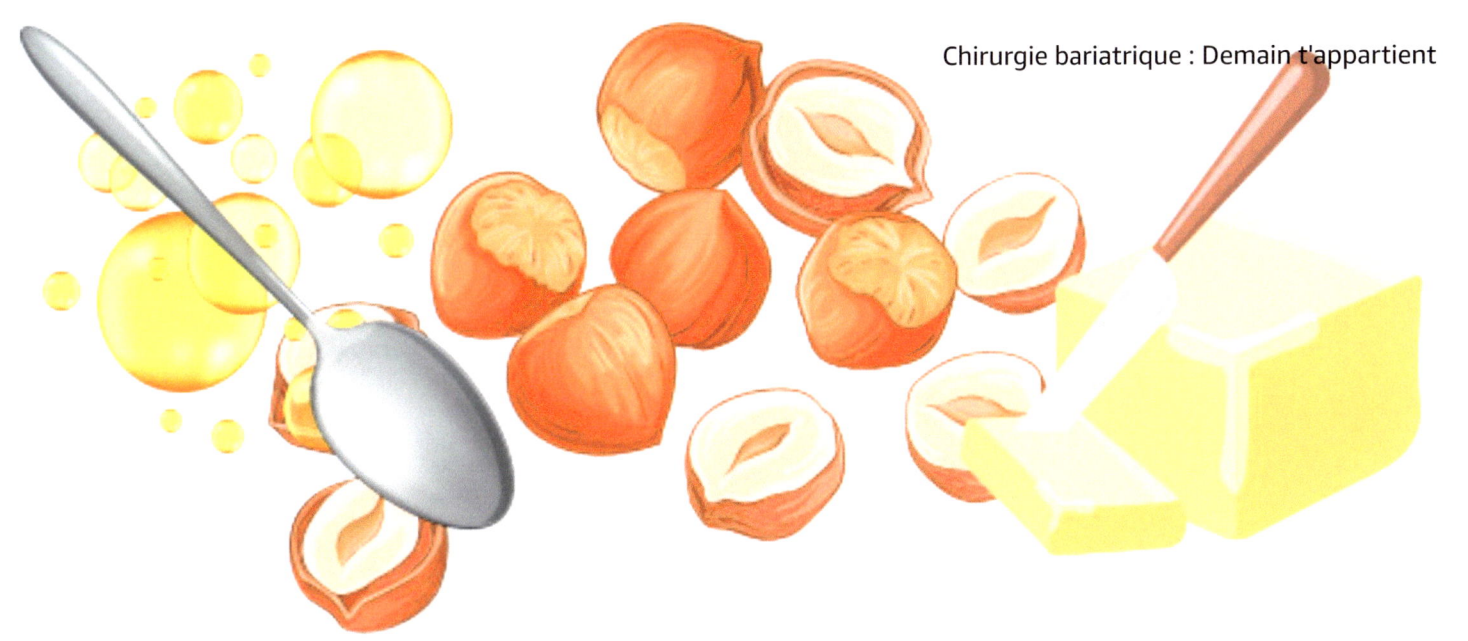

Les alternatives et équivalences

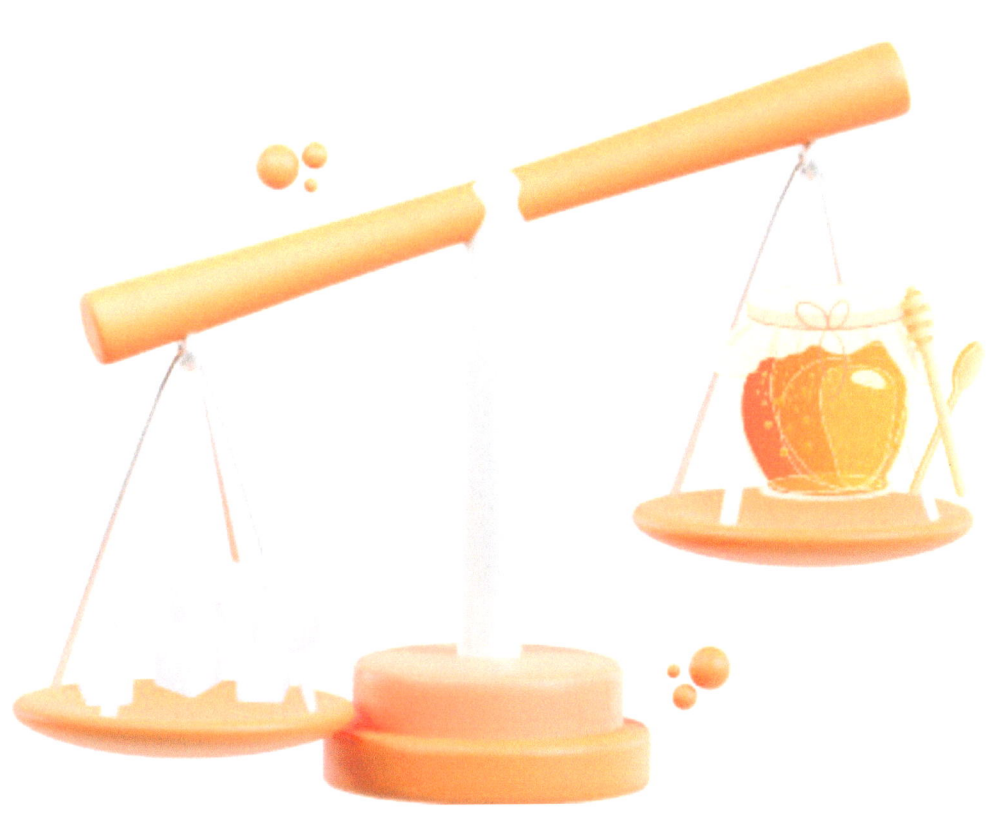

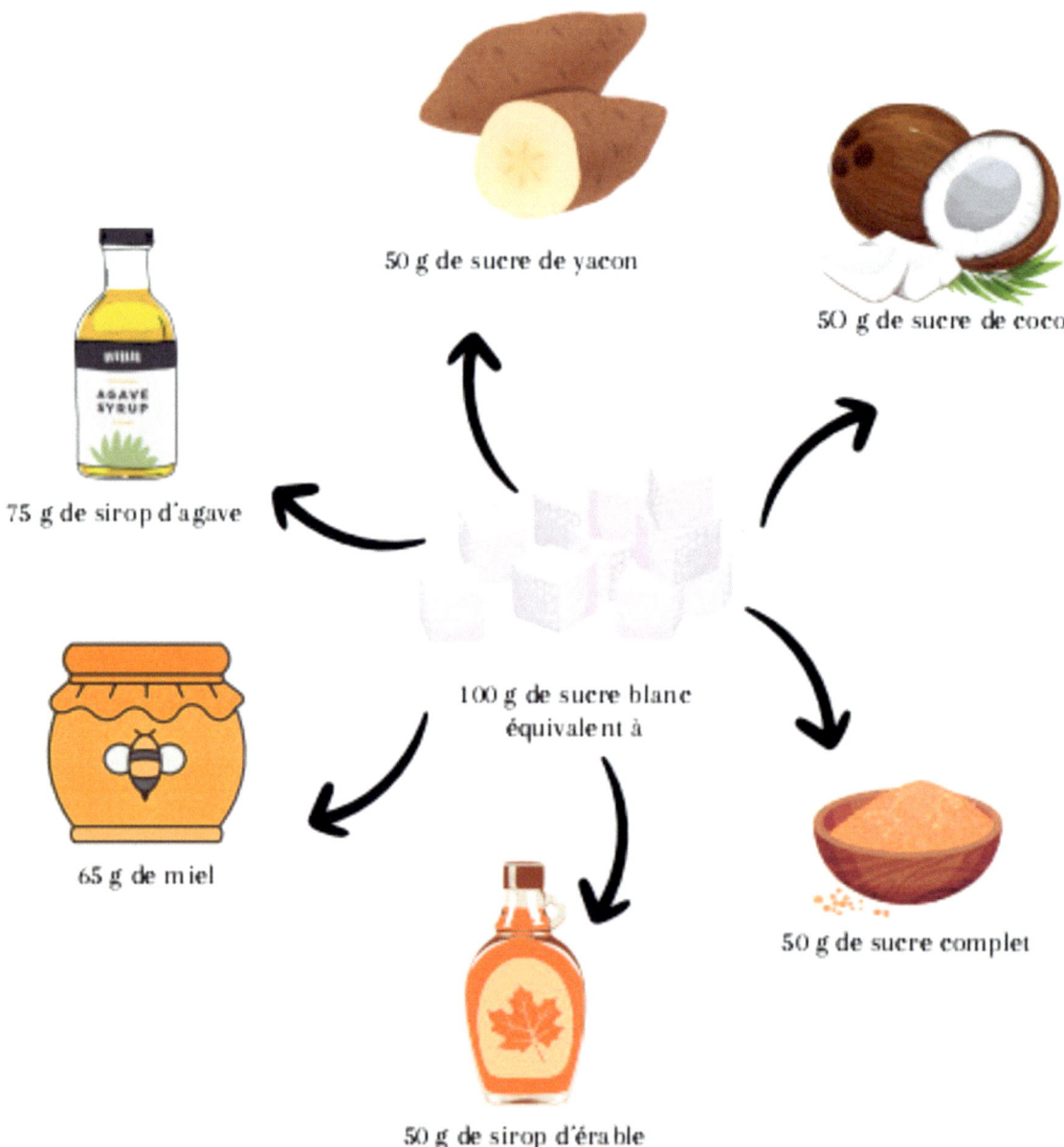

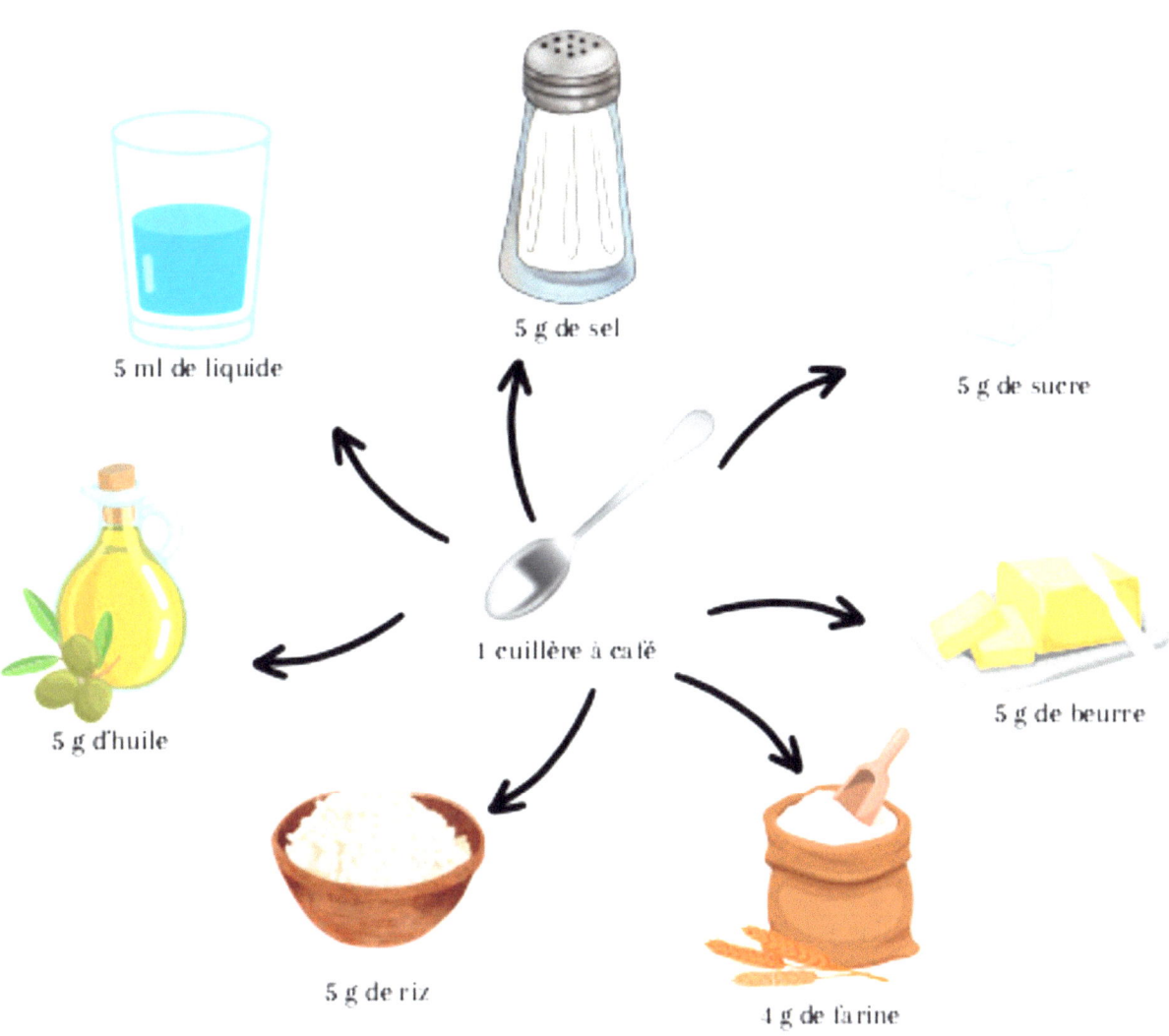

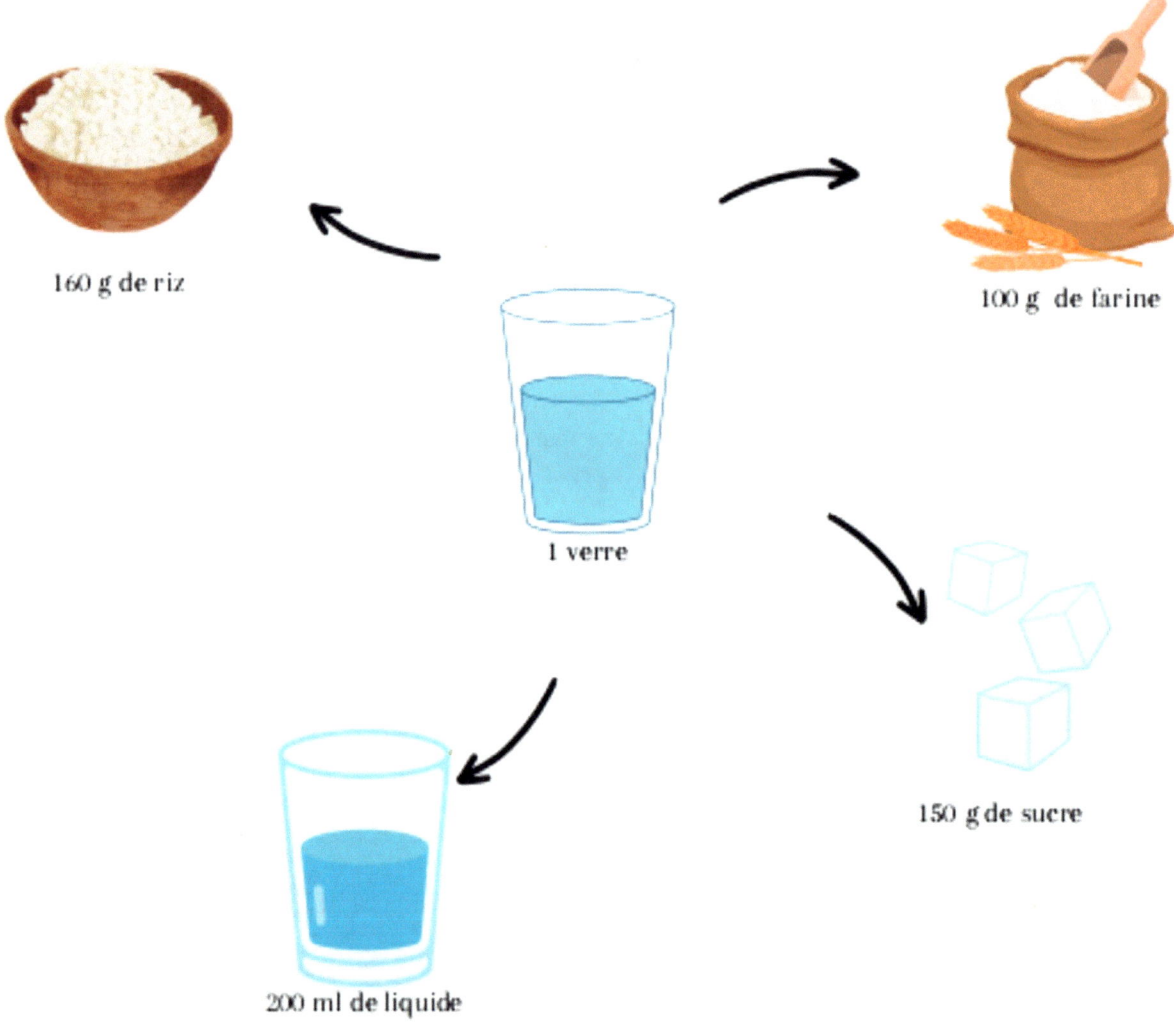

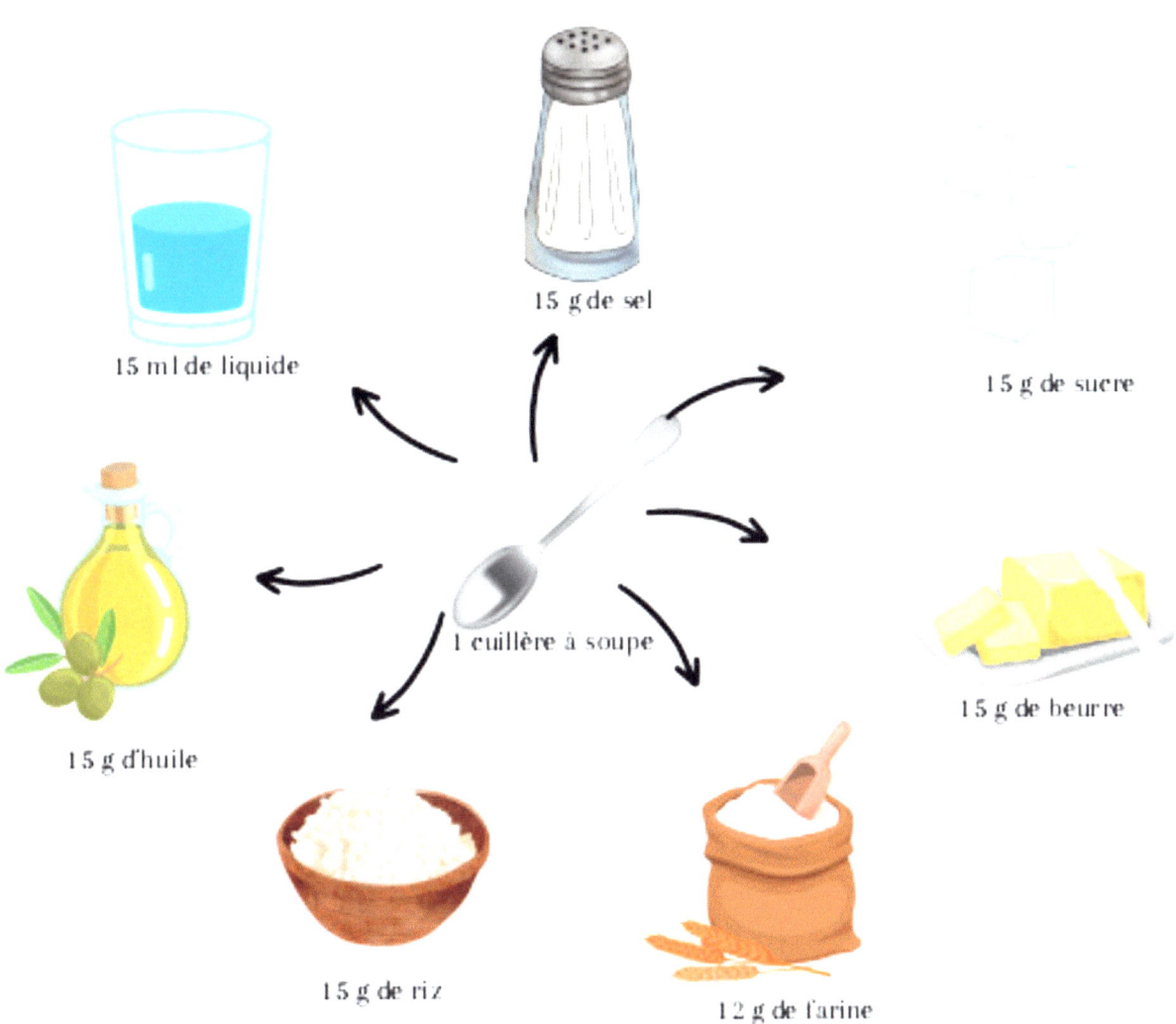

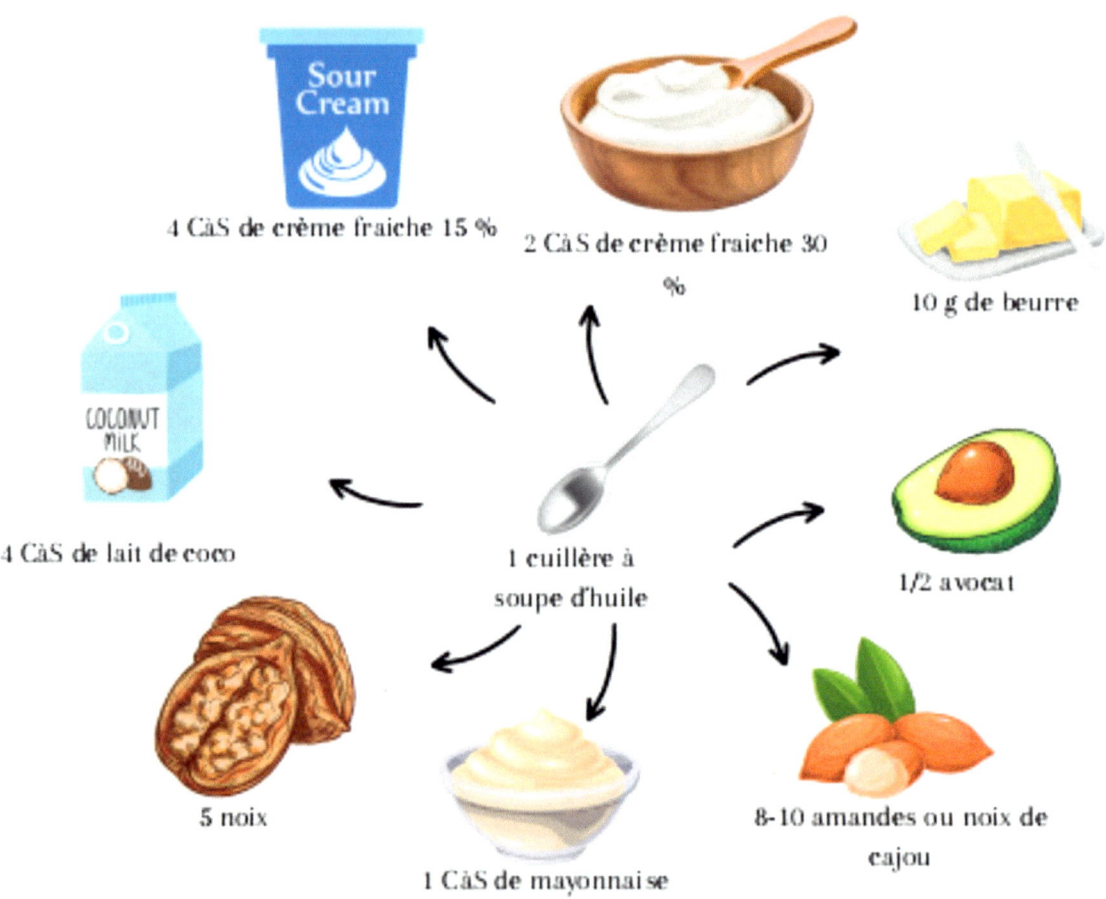

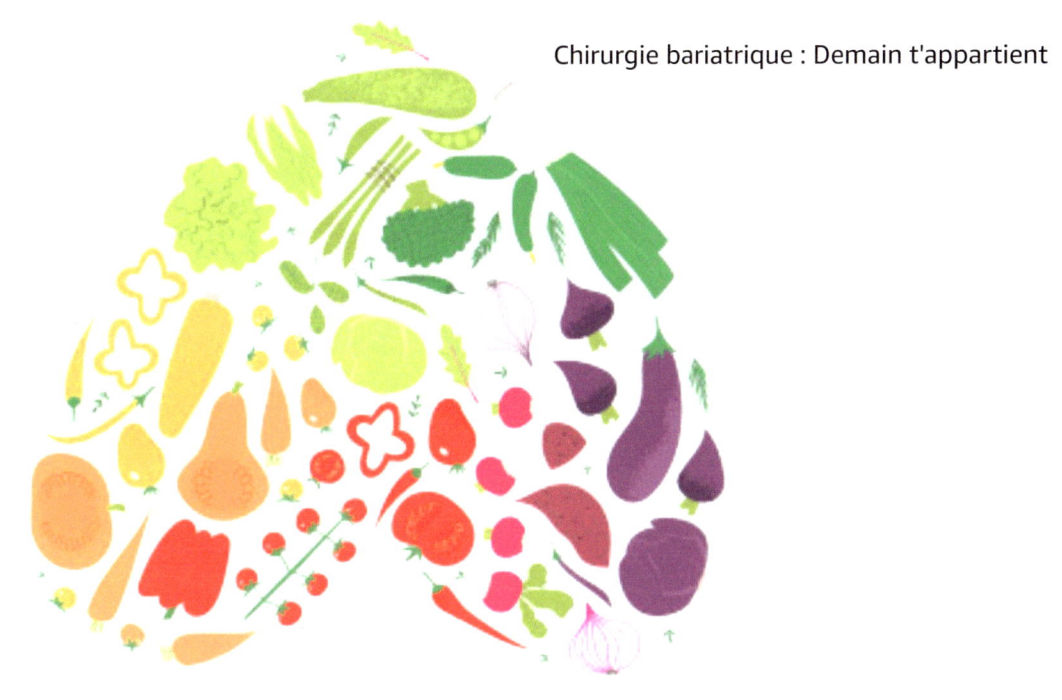

Les fruits et légumes de saison

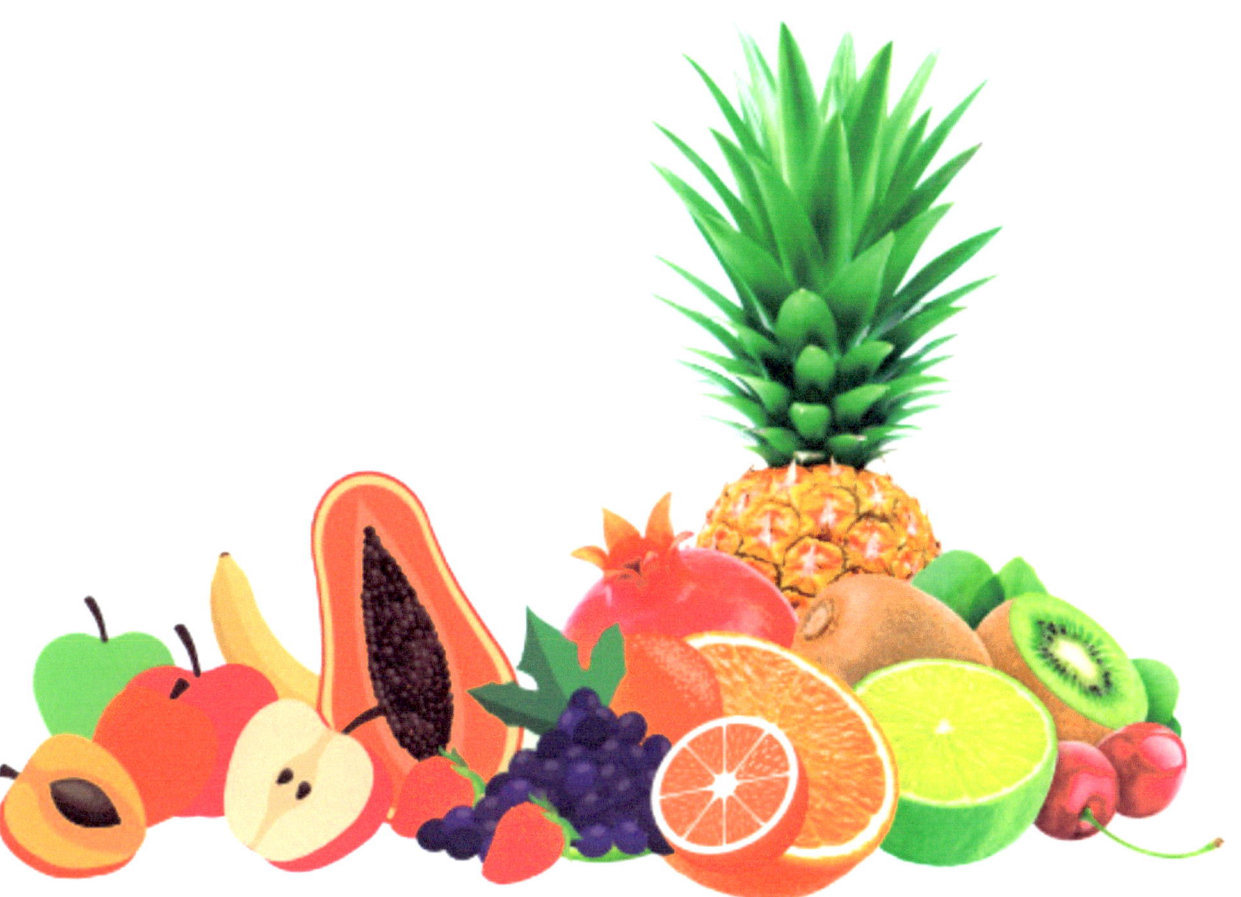

Janvier

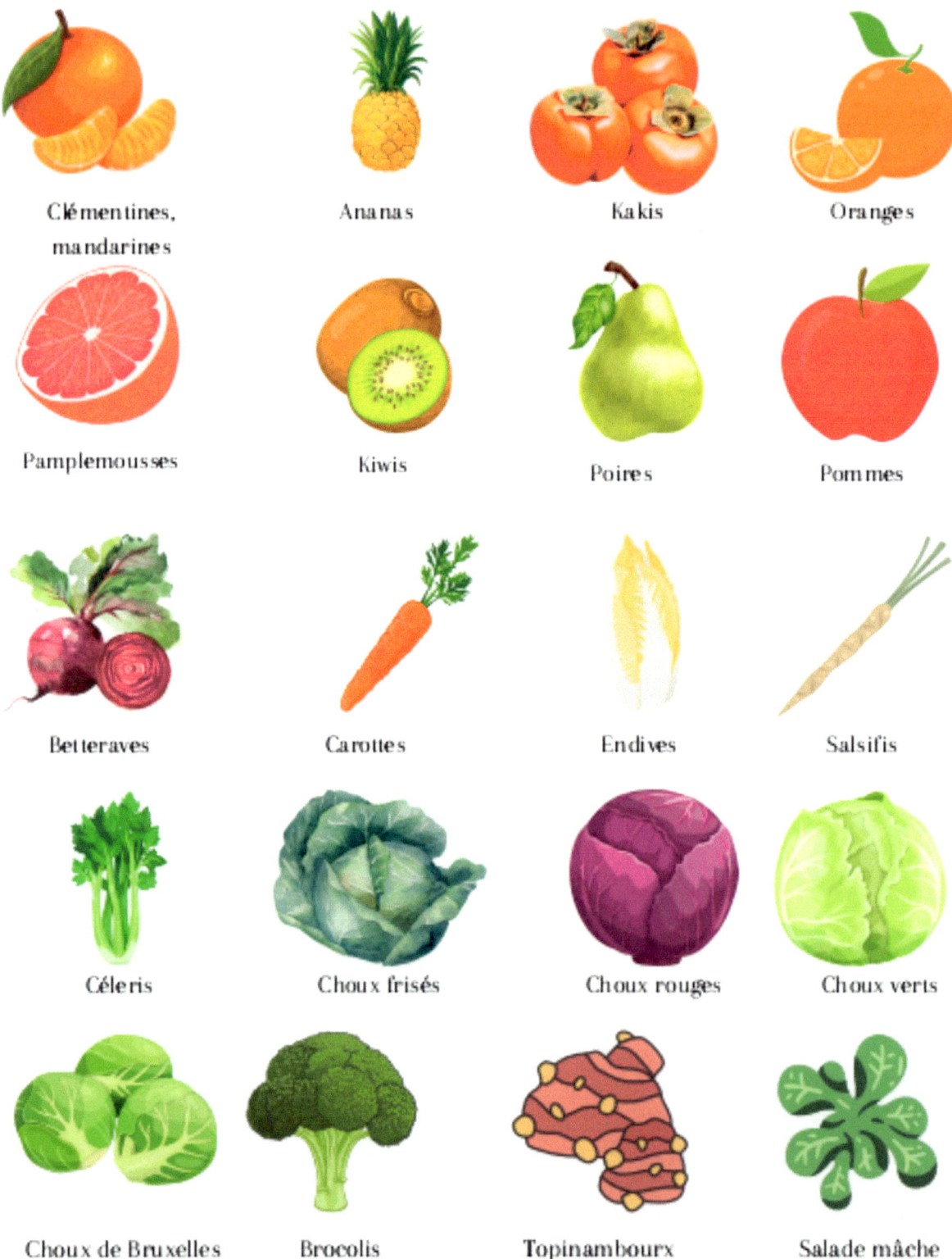

Février

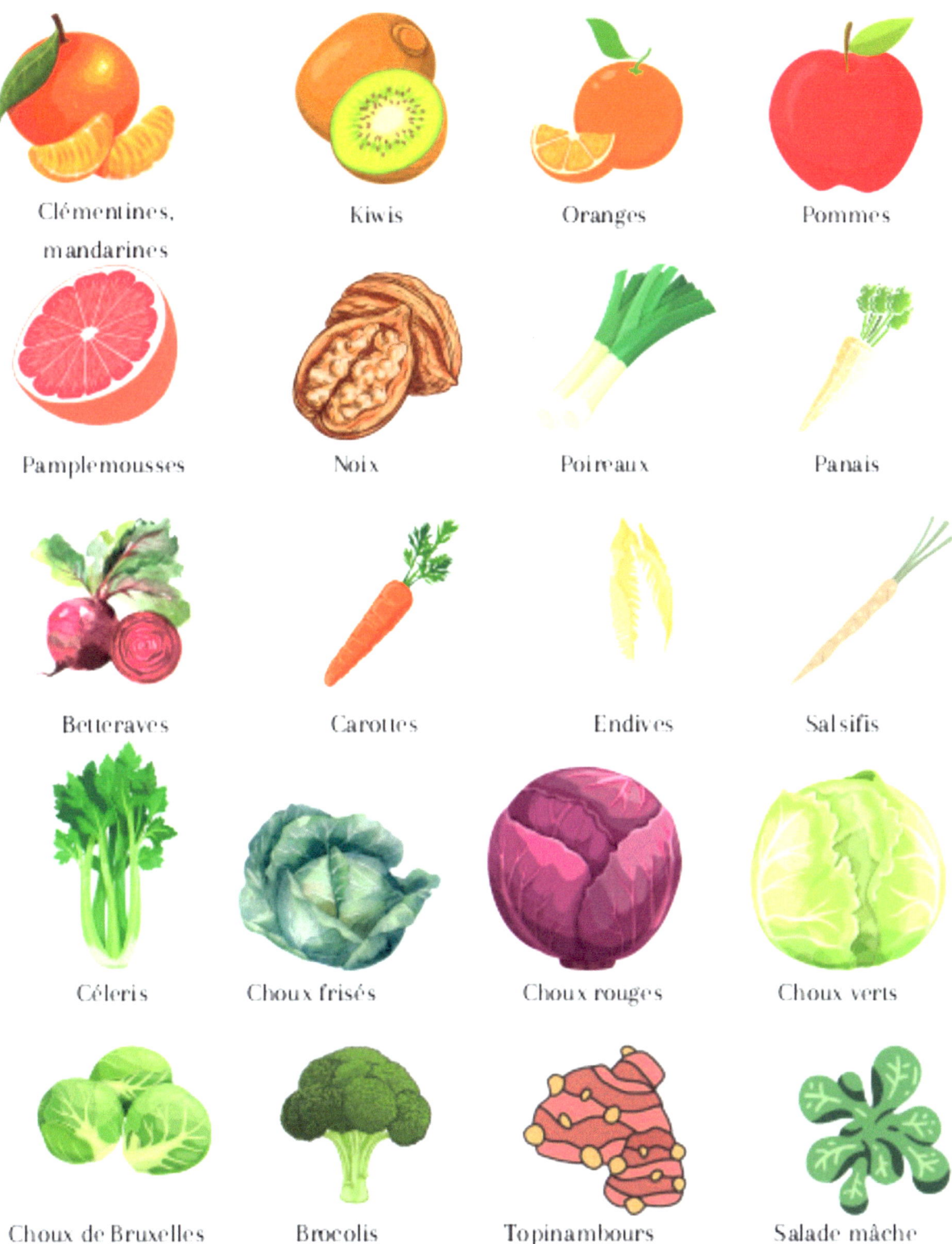

Mars

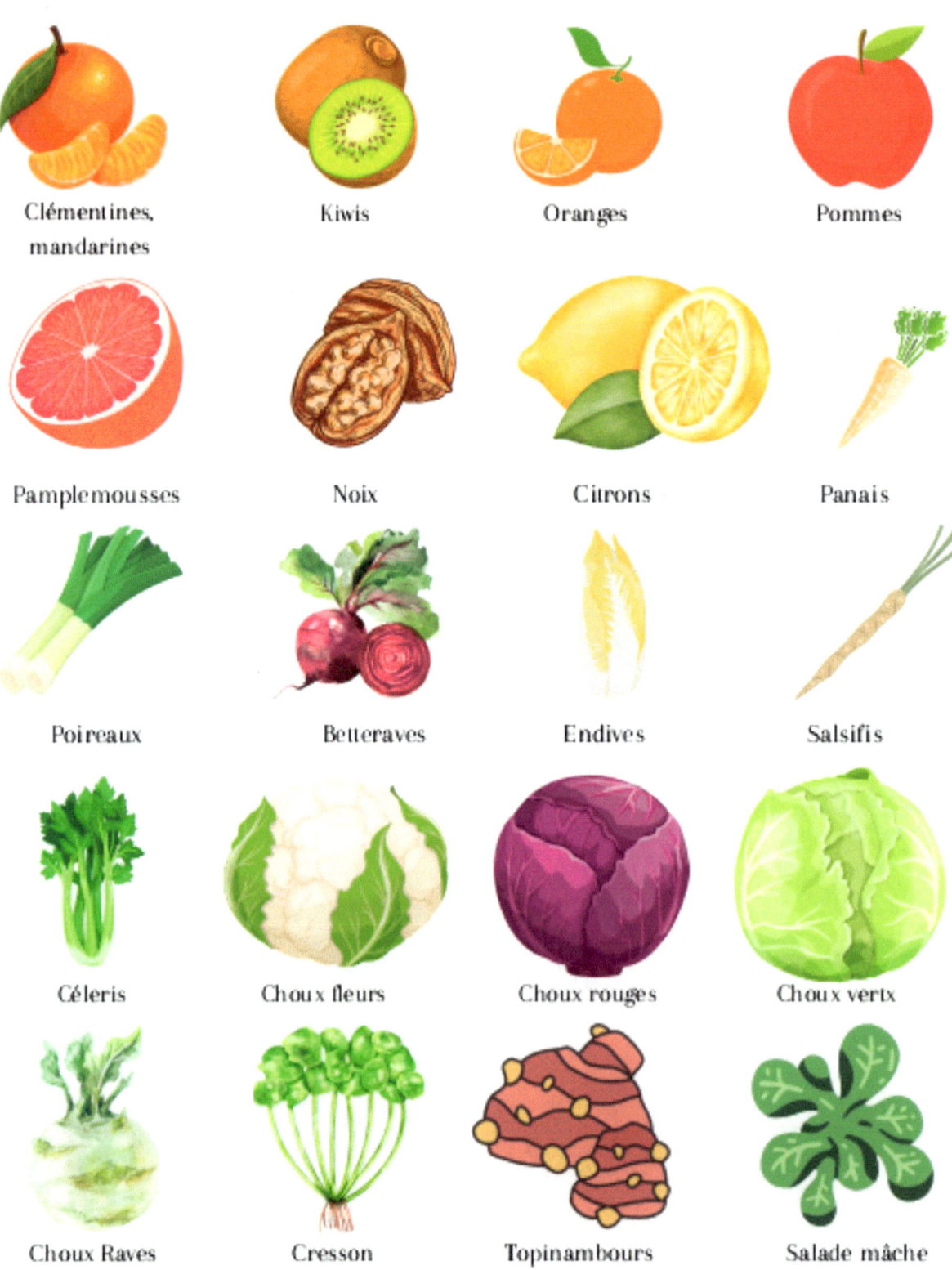

Avril

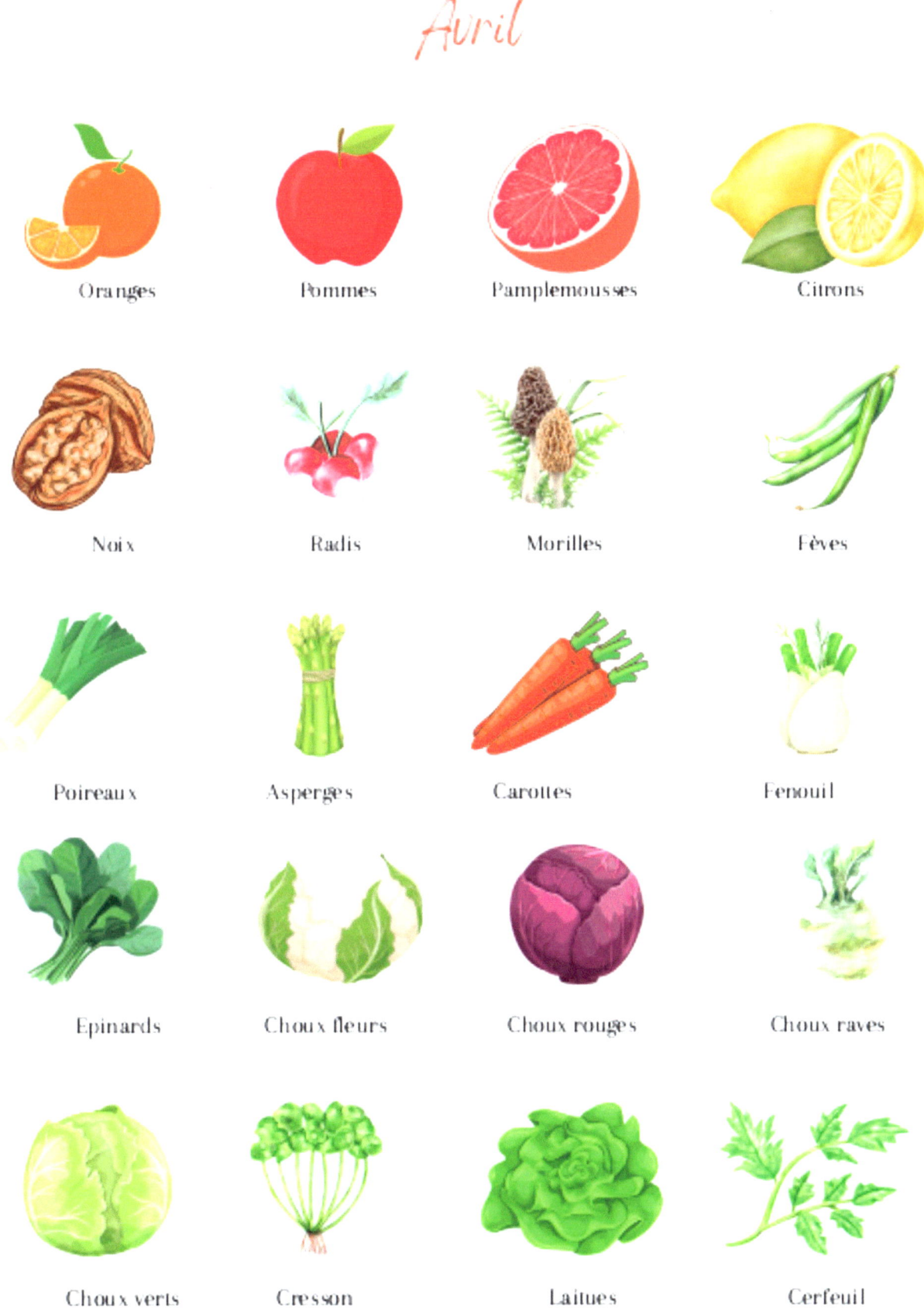

Mai

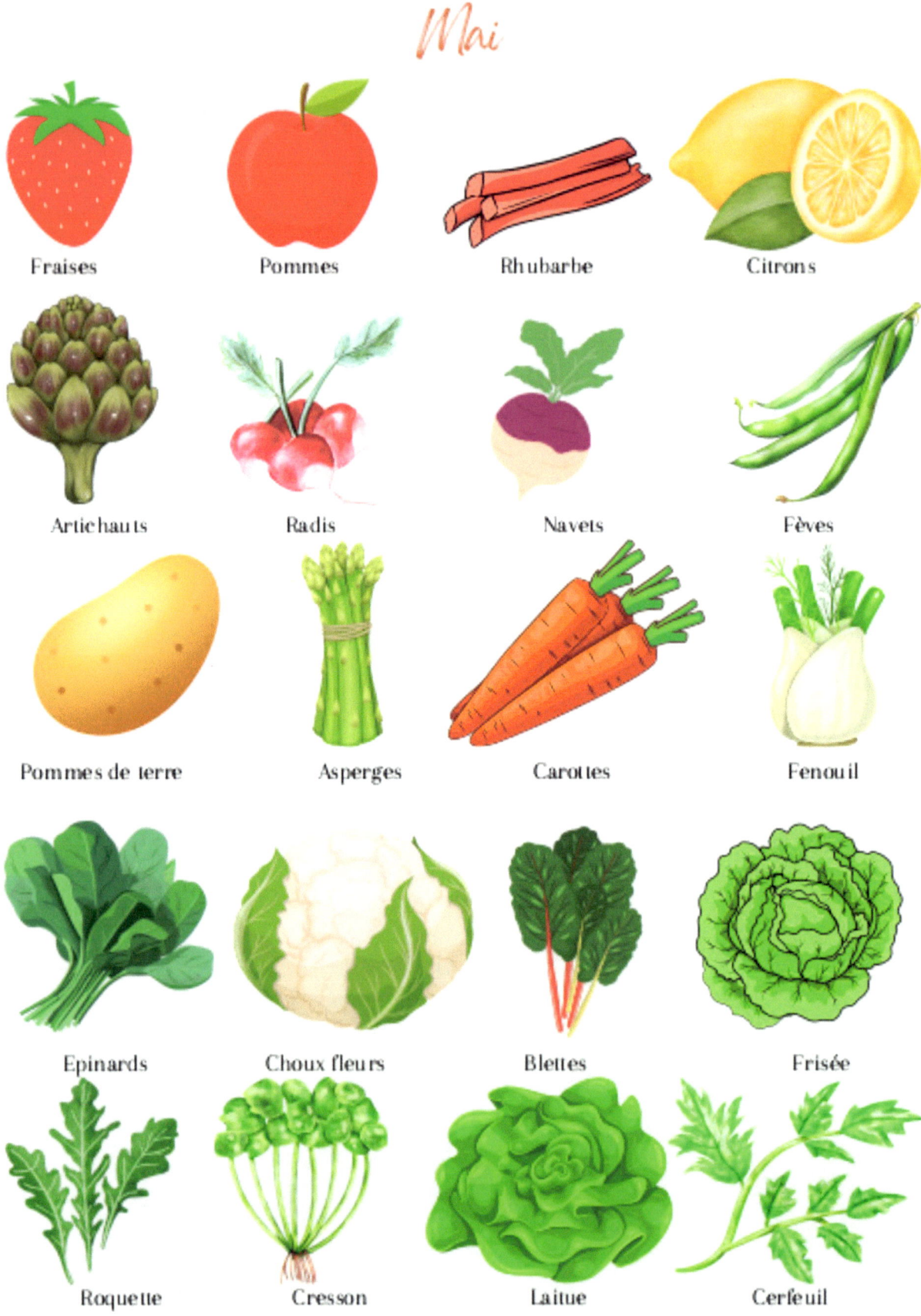

Juin

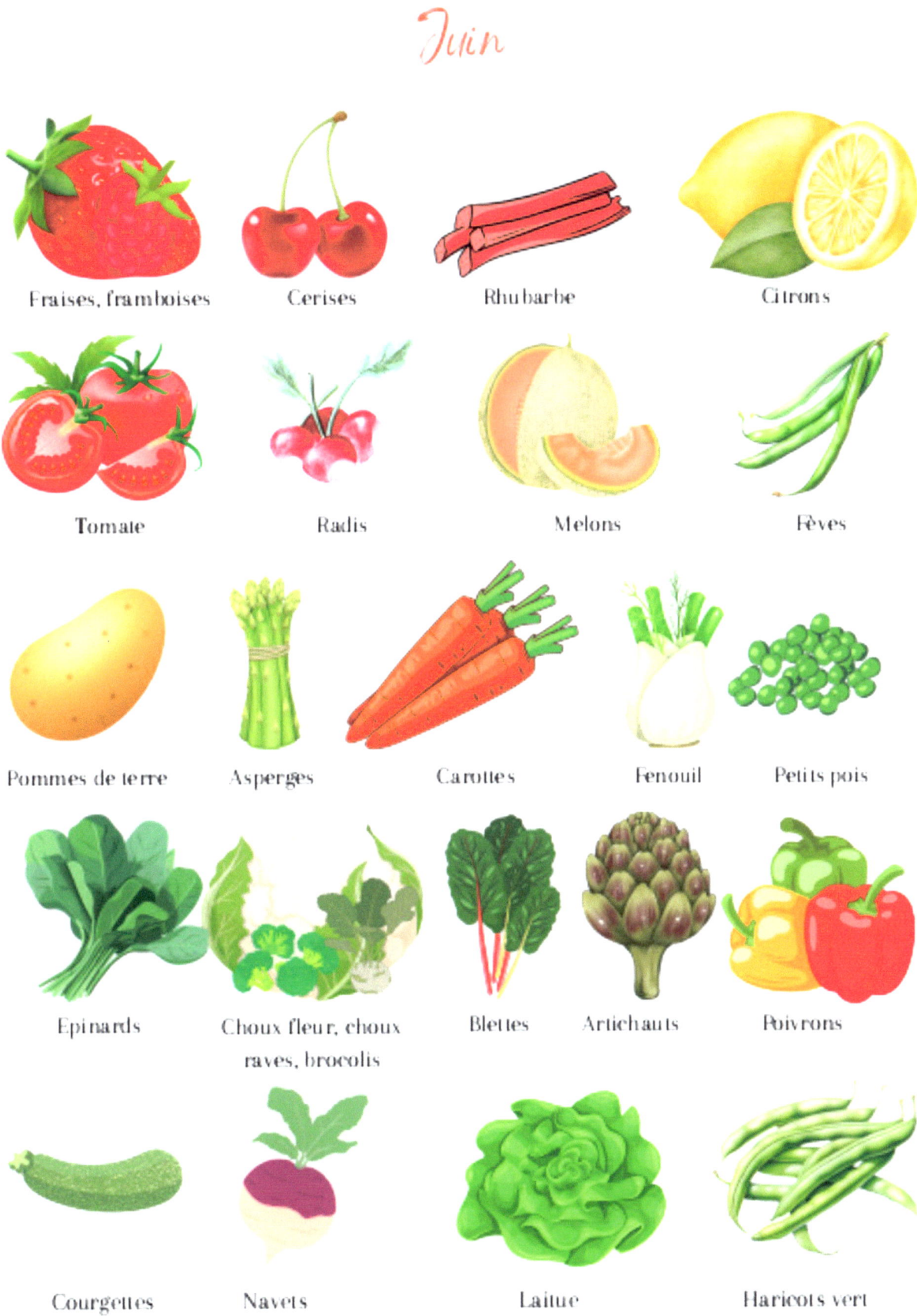

Juillet

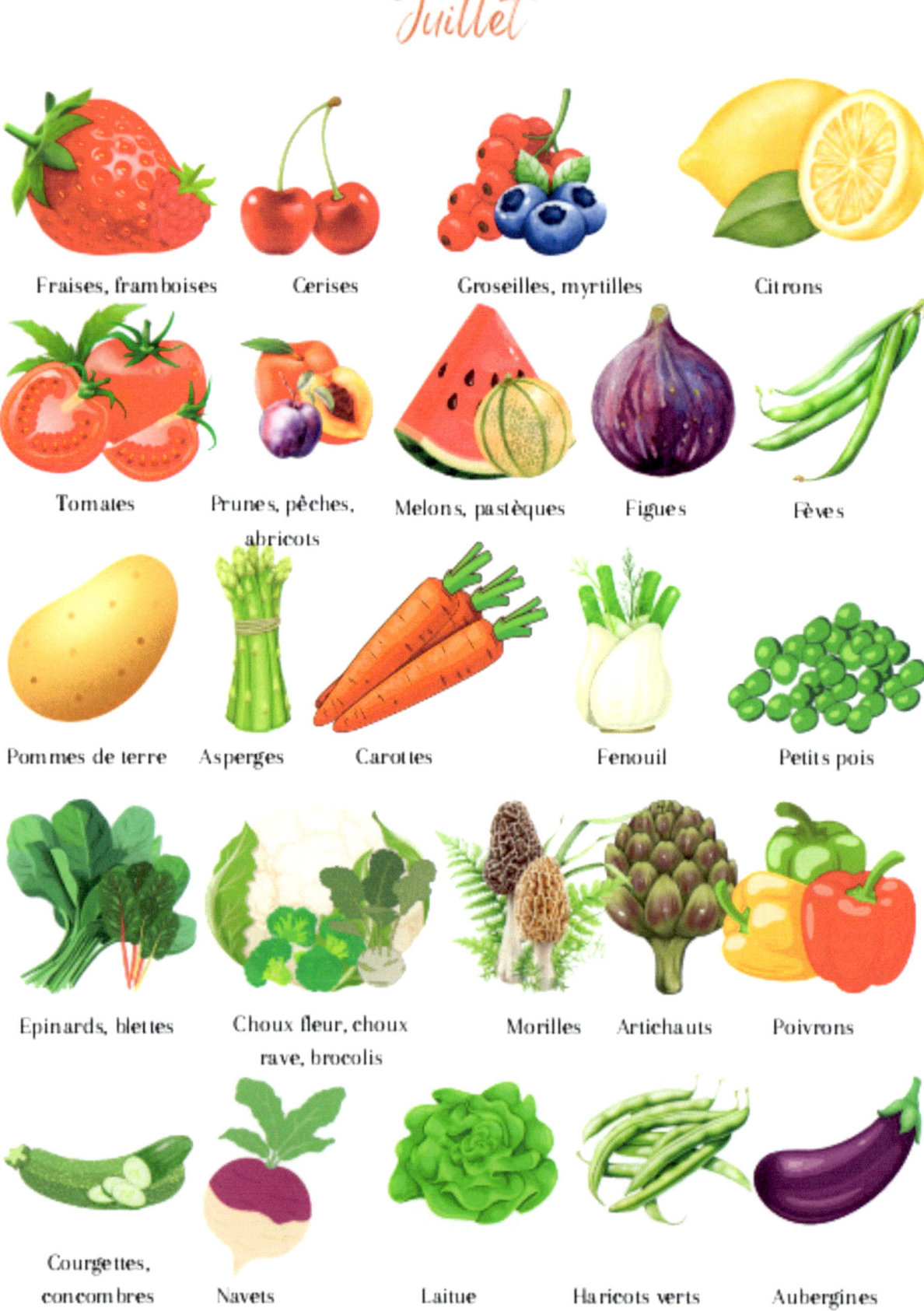

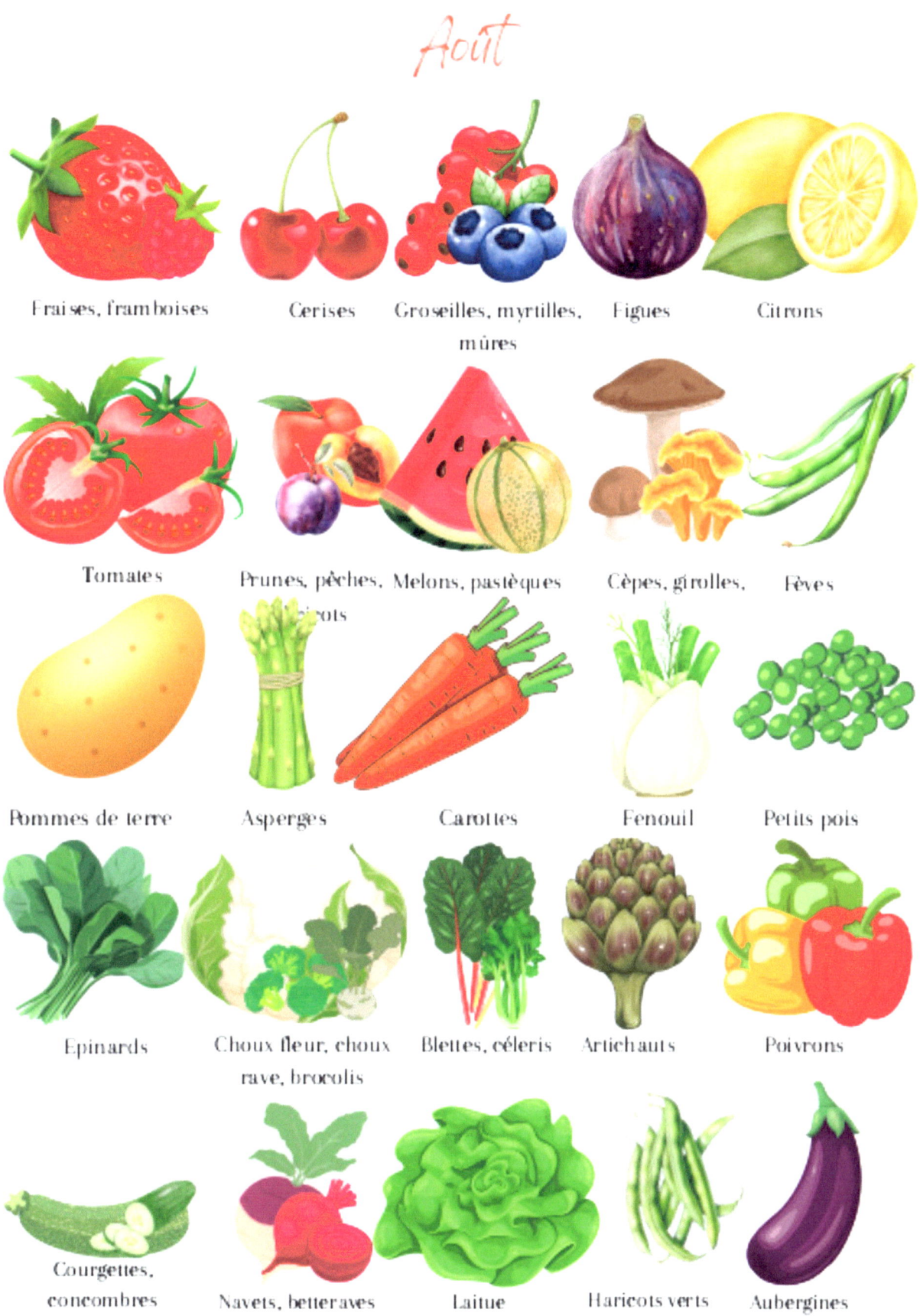

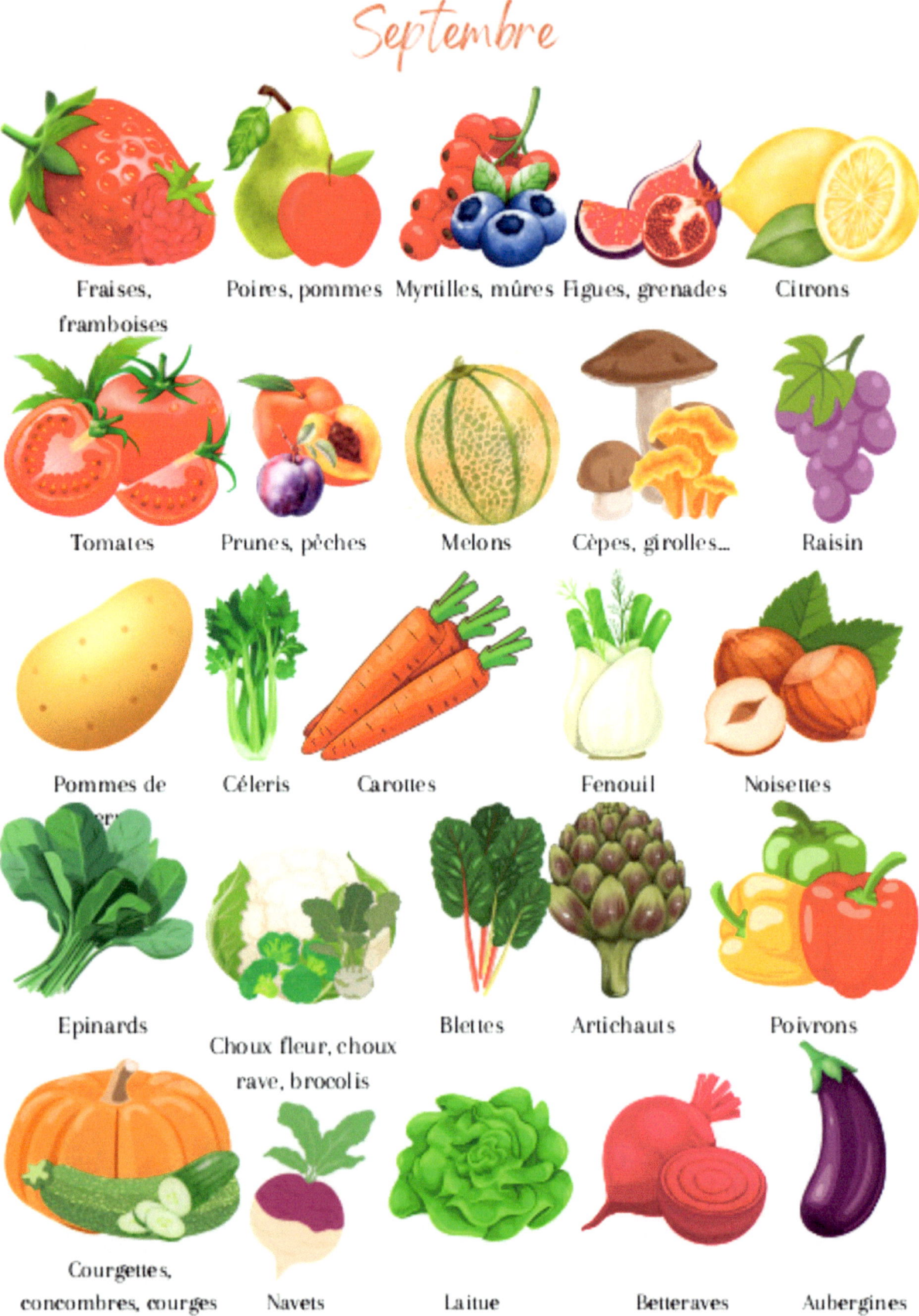

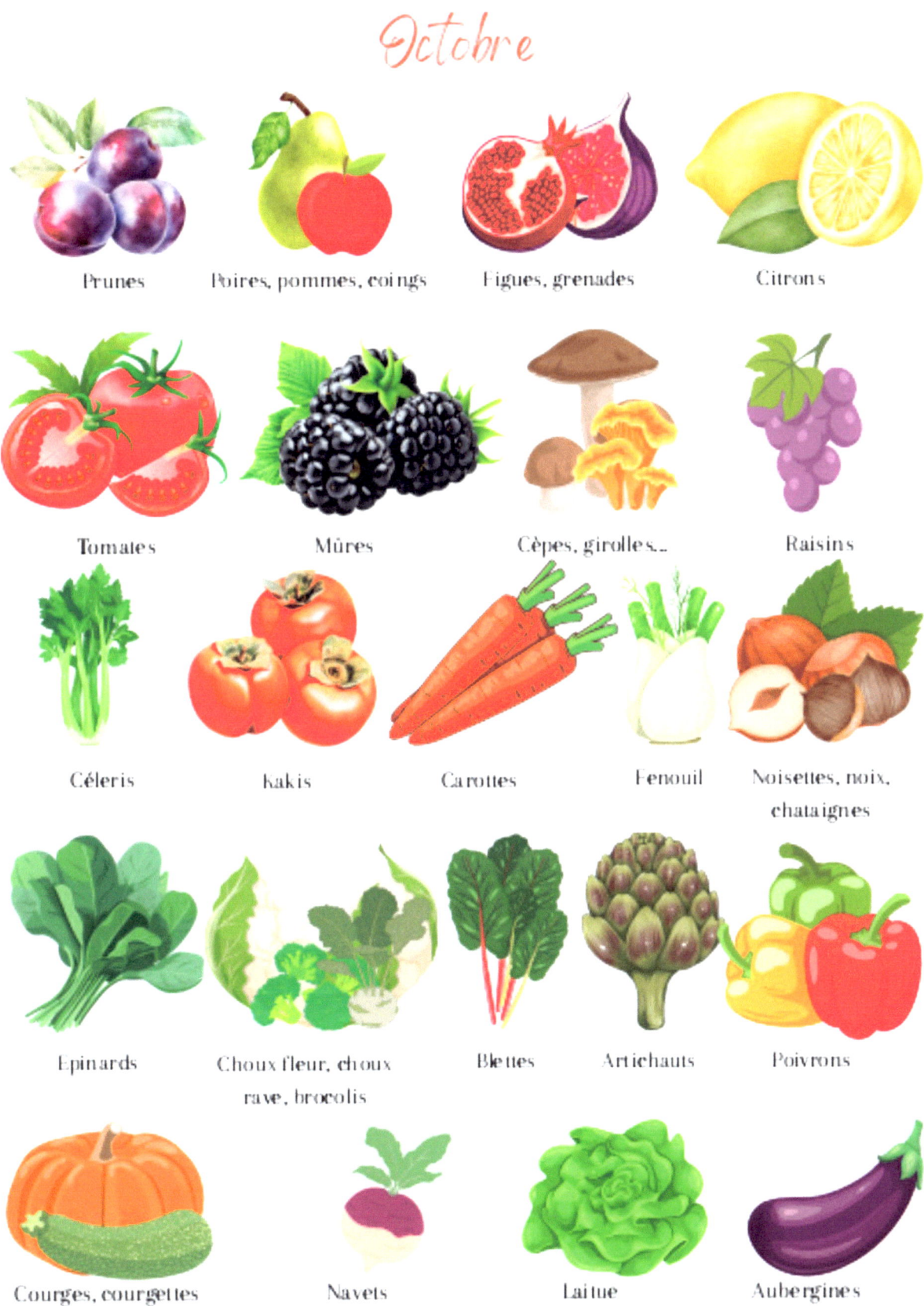

Novembre

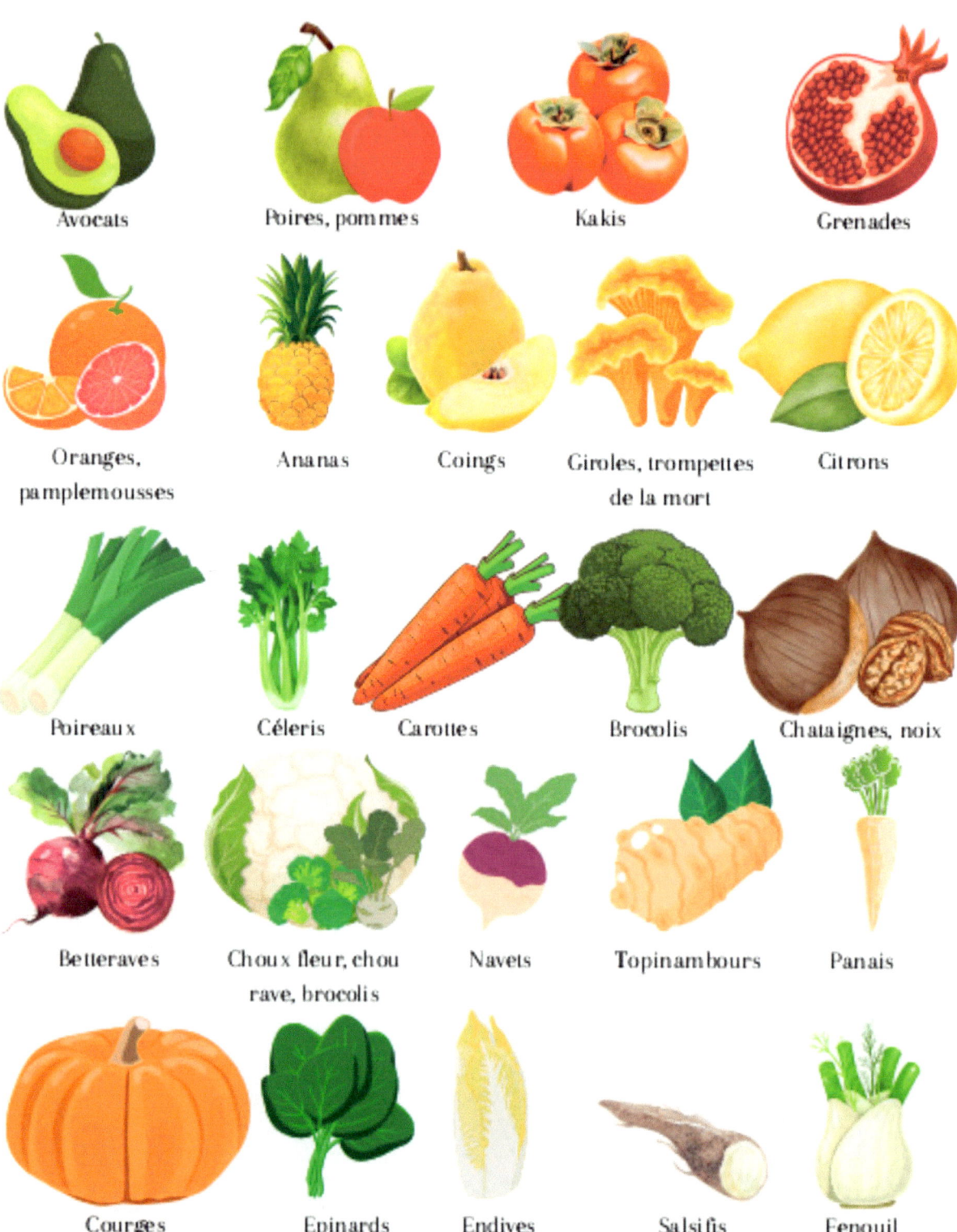

Décembre

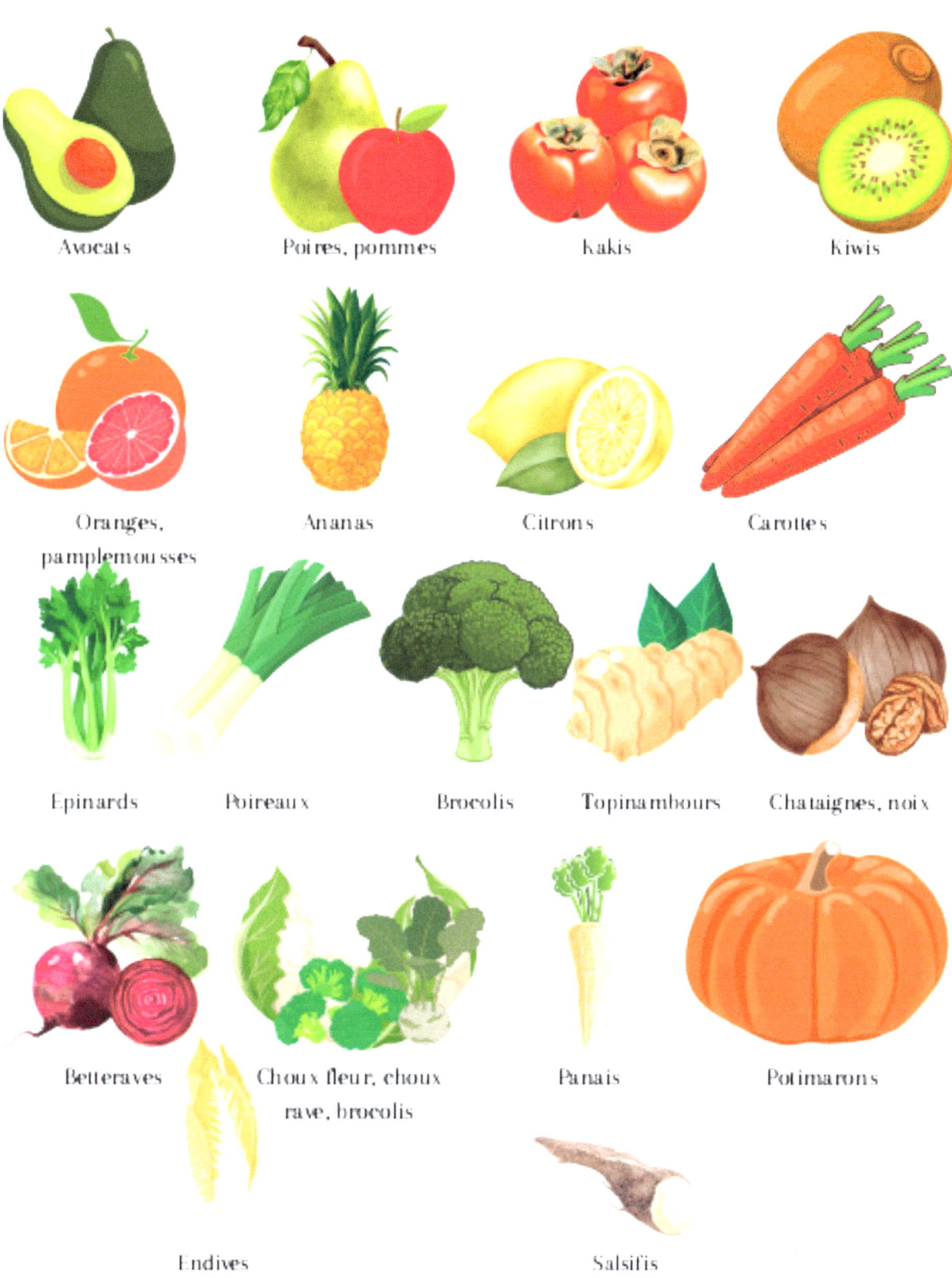

JulieFORT

Menus et inventaires vierges

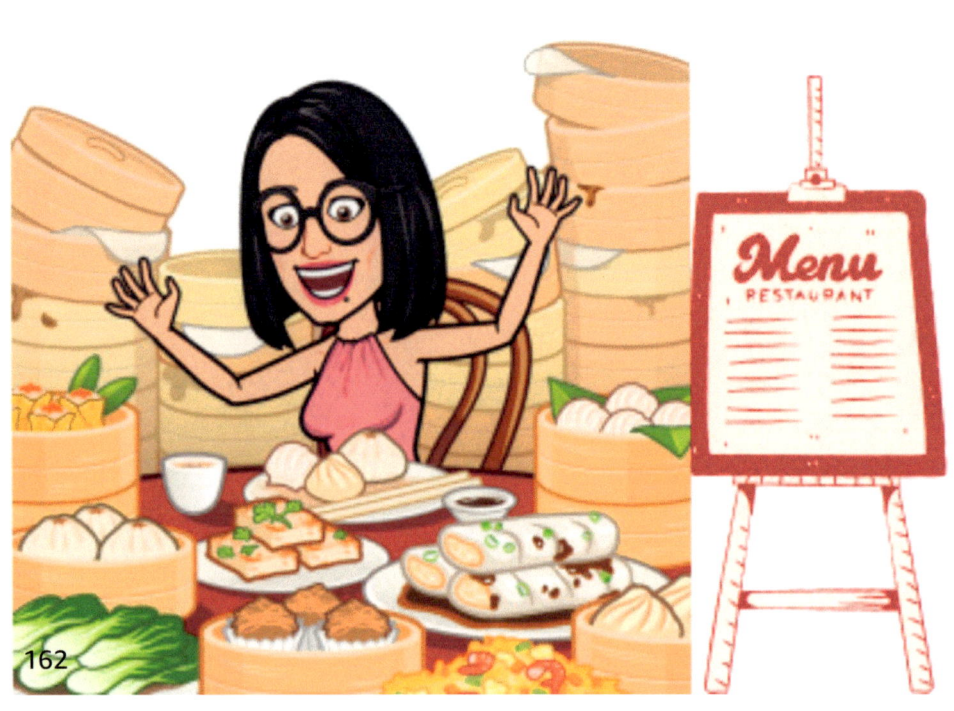

Chirurgie bariatrique : Demain t'appartient

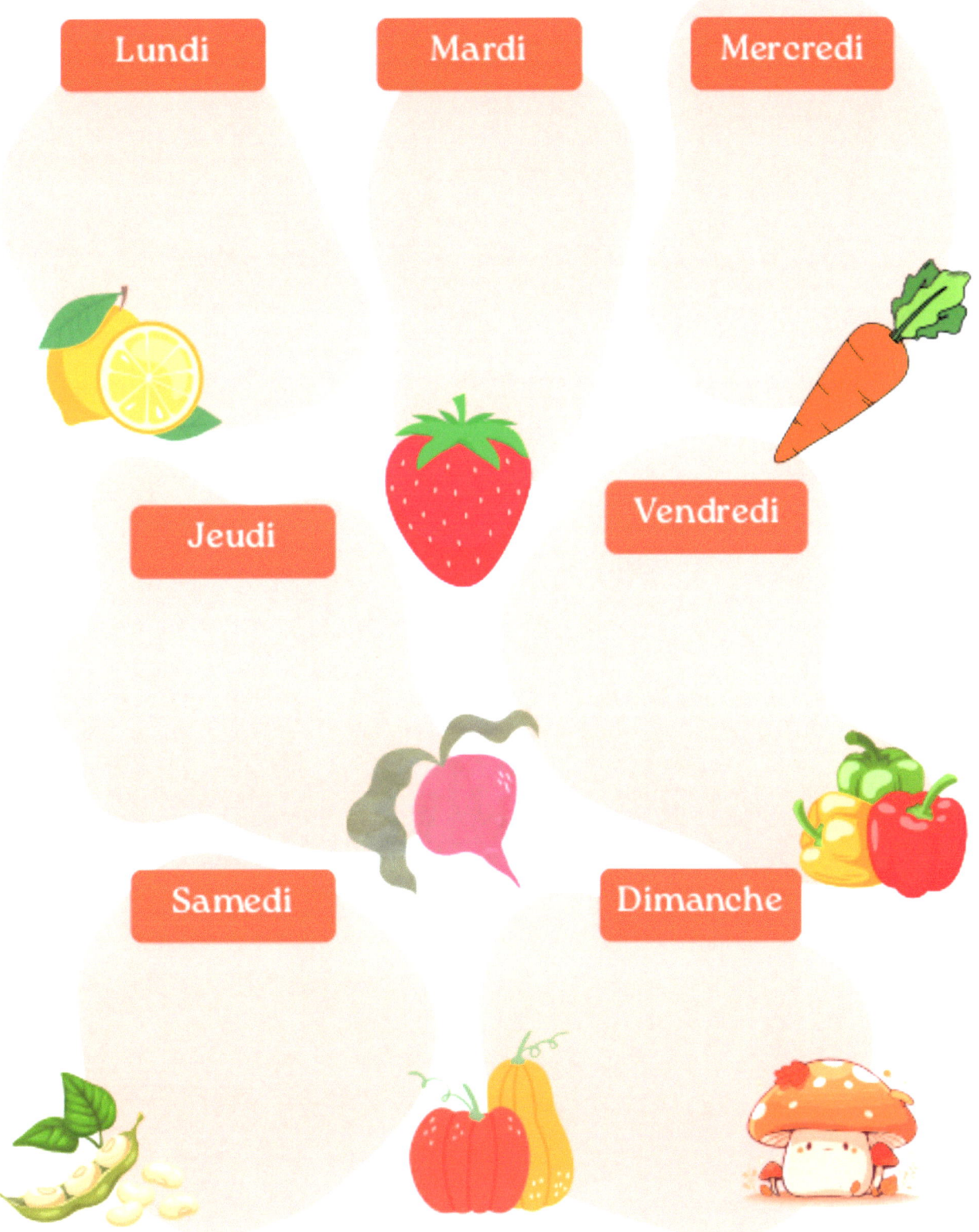

163

Menu du mois de

lundi	mardi	mercredi	jeudi	vendredi	sam/dim

Notes

Liste

INVENTAIRE *Frigidaire*

ALIMENTS	SE PÉRIME LE :	QUANTITÉ	BON ✓	PÉRIMÉ ✗

INVENTAIRE *Congélateur*

ALIMENTS	SE PÉRIME LE :	QUANTITÉ	BON ✓	PÉRIMÉ ✗

INVENTAIRE *Épicerie*

ALIMENTS	SE PÉRIME LE :	QUANTITÉ	BON ✓	PÉRIMÉ ✗

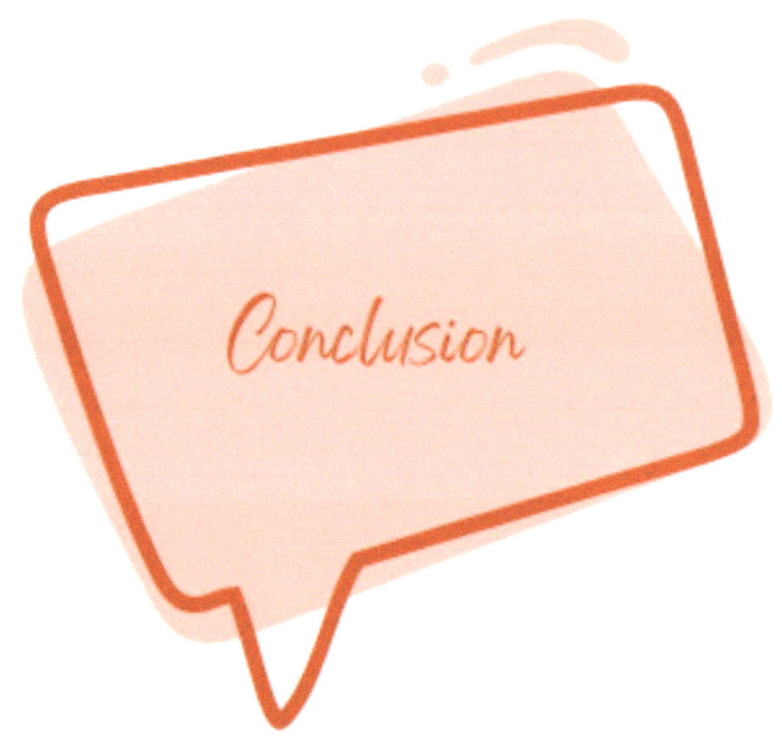

Chirurgie bariatrique : Demain t'appartient

Ne doute jamais de toi

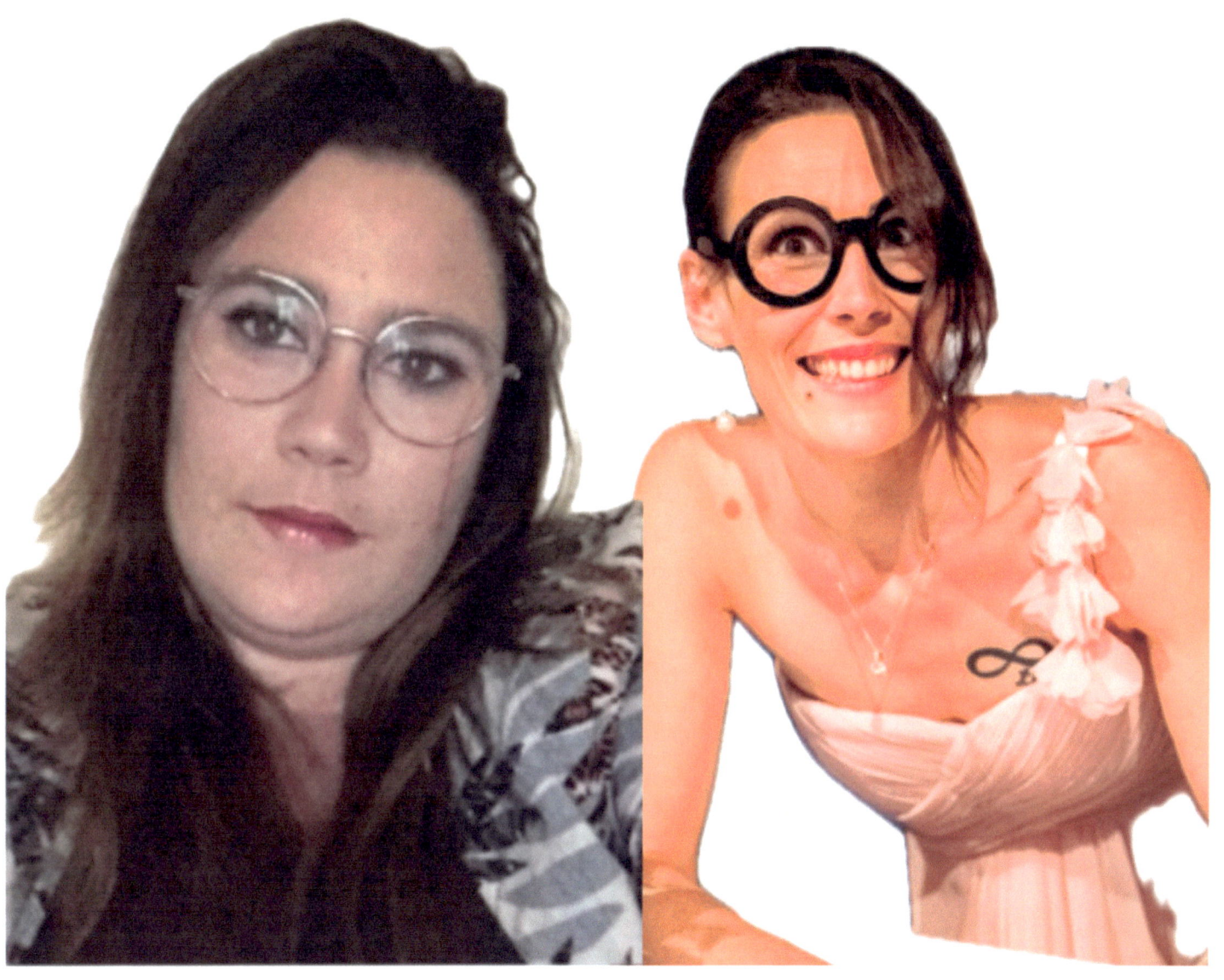

Si j'y suis arrivée, tu y arriveras aussi !
Moi je crois en toi !

Demain t'appartient !

Remerciements

Ce livre est pour moi une merveilleuse aventure humaine, qui n'aurait jamais existé sans vous !

MERCI !

Ma très chère amie, le Dr BOUTRON-RUAULT, Docteure en Nutrition

Toute l'équipe de modératrices de mon groupe Facebook, sans qui rien de tout cela n'aurait été possible : Sandrine HUY, Eloïse SPIRITO, Isabelle DELANOS, Stéphanie GUINOUET et Solen KEROURÉDAN que je remercie plus particulièrement pour la relecture et la correction de ce livre.

L'équipe de Modératrices de ma page Insta : Flo TD et Priscilla MEURISSEE

Et le plus grand MERCI revient à l'ensemble de ma communauté (Facebook, Insta, tiktok) ! MERCI à vous tous de me faire confiance, MERCI de m'avoir poussée à écrire, MERCI pour votre bienveillance quotidienne, pour vos nombreux partages positifs et pour l'amour que vous m'adressez au quotidien. MERCI pour cette belle aventure humaine et cette confiance hors du commun, je N'OUBLIERAI JAMAIS RIEN !

Ce livre, c'est le vôtre et il est pour vous !

Je remercie également :

- Mon conjoint, Johan
- Mon fils, Andréa, "Titi d'Anmou"
- Mes parents, Frédérique et Jean-Noël
- Mon petit frère Lucas et mes nièces Shanna et Laya
- Toute ma famille et mes amis.

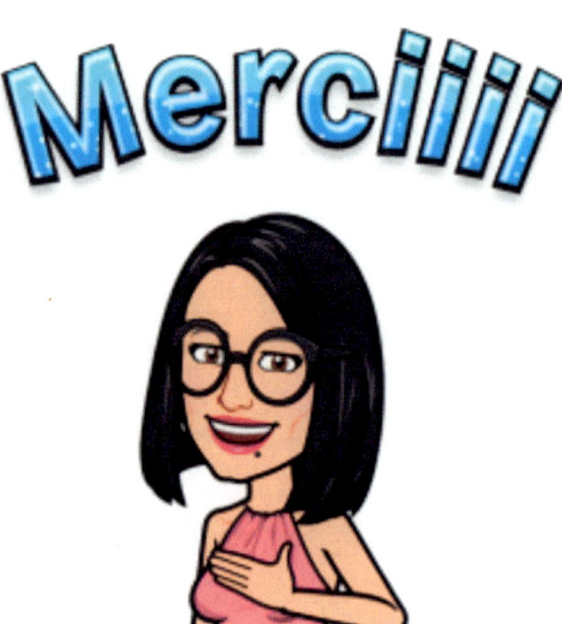

Printed in France by Amazon
Brétigny-sur-Orge, FR